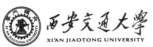 本科"十四五"规划教材

医学遗传学实验教程

主　编　杨　娟　张保军
副主编　赵凌宇　肖　轩
编　者（以姓氏笔画为序）
　　　　马　捷（西安交通大学）
　　　　牛银波（西北工业大学）
　　　　刘利英（西安交通大学）
　　　　刘颖勋（陕西师范大学）
　　　　李　翠（西安交通大学第一附属医院）
　　　　杨　娟（西安交通大学）
　　　　杨　璐（空军军医大学）
　　　　肖　轩（西安交通大学）
　　　　吴　锋（西安交通大学）
　　　　汪鲁敏（西安交通大学第二附属医院）
　　　　张科进（西北大学）
　　　　张保军（西安交通大学）
　　　　陈妍珂（西安交通大学）
　　　　赵凌宇（西安交通大学）
　　　　胡晓岩（西安交通大学）
　　　　侯　妮（西安交通大学）
　　　　秦棪楠（西安交通大学）
　　　　倪　磊（西安交通大学）
　　　　郭　波（西安交通大学）
　　　　童东东（西安交通大学）
　　　　雷　莉（西安交通大学）

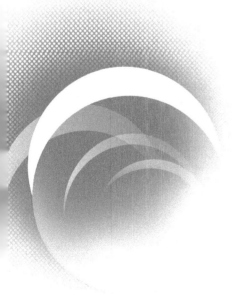

U0290842

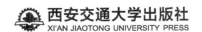

西安交通大学出版社
XI'AN JIAOTONG UNIVERSITY PRESS

图书在版编目(CIP)数据

医学遗传学实验教程 / 杨娟,张保军主编. — 西安 : 西安交通大学出版社,2023.5

ISBN 978 - 7 - 5693 - 3228 - 5

Ⅰ.①医… Ⅱ.①杨… ②张… Ⅲ.①医学遗传学—实验—医学院校—教材 Ⅳ.①R394 - 33

中国国家版本馆 CIP 数据核字(2023)第 081230 号

书　　名	医学遗传学实验教程	
主　　编	杨　娟　张保军	
责任编辑	张永利	
责任校对	秦金霞	
出版发行	西安交通大学出版社	
	(西安市兴庆南路 1 号　邮政编码 710048)	
网　　址	http://www.xjtupress.com	
电　　话	(029)82668357　82667874(市场营销中心)	
	(029)82668315(总编办)	
传　　真	(029)82668280	
印　　刷	西安日报社印务中心	

开　　本　787 mm×1092 mm　1/16　印张 8.75　彩插 2 页　字数　192 千字

版次印次　2023 年 5 月第 1 版　2023 年 5 月第 1 次印刷

书　　号　ISBN 978 - 7 - 5693 - 3228 - 5

定　　价　48.00 元

如发现印装质量问题,请与本社市场营销中心联系。

订购热线:(029)82665248　(029)82667874

投稿热线:(029)82668803

读者信箱:med_xjup@163.com

前　言

党的二十大报告指出"必须坚持科技是第一生产力、人才是第一资源、创新是第一动力，深入实施科教兴国战略、人才强国战略、创新驱动发展战略"。党的二十大对教育、科技和人才提出的新期望、新要求为中国新时代新征程中的医学科技创新和医学事业发展指明了路径，为推进我国临床医学高质量发展、建设中国式现代化的医学教育、医学研究以及疾病防控与诊疗体系指明了方向。

医学创新型人才培养是实现科技赋能临床医学发展的长久之计。医学遗传学基于遗传学的原理和方法研究人类遗传病的发生机制、传递方式、分布规律等，从而达到遗传病的诊断、预防和治疗的目的。近年来，医学遗传学取得了空前的发展，并成为现代医学的前沿和核心学科之一。医学遗传学是医学院校重要专业基础课之一，实验技术的掌握是医学生必备的基本技能。基于此，我们组织编写了这本融入创新科研思维的《医学遗传学实验教程》。

《医学遗传学实验教程》是结合医学遗传学学科特点编写而成的。本书共分为五部分，内容包括细胞遗传学实验、分子遗传学实验、群体遗传学实验、临床遗传学实验和综合实验。其中，前四个部分主要介绍人类外周血淋巴细胞培养及染色体标本制备、染色体显带技术及核型分析、聚合酶链反应技术和 DNA 酶切片段的电泳分离技术等常用的基本实验技术；第五部分着重介绍如何应用基本实验技术设计并解决实际的科学研究问题。教材通过这种点面结合的系统教学，在培养学生掌握医学遗传学基本实验技术的基础之上，进一步培养学生主动思考、创新科研思维以及解决实际科研问题的能力。

本教材可供高等医学院校、综合性大学的临床医学、基础医学、护理学、药学等医学类专业及其相关学科专业的本科生使用；其中的部分实验亦可供医学类专业的研究生参考。

本书在编写过程中虽力求完善，但限于编者水平，难免有不妥之处，敬请各位老师和学生批评指正，以便进一步修改和完善。

杨　娟　张保军

2023 年 3 月

目　　录

第一部分　细胞遗传学实验

实验一　人体外周血淋巴细胞的培养和染色体标本的制作 ………… 1

实验二　正常人非显带染色体的核型分析 ………… 4

实验三　染色体 G 显带技术与识别 ………… 6

实验四　人类染色体 Q 显带技术 ………… 9

实验五　染色体 C 显带技术与识别 ………… 11

实验六　人类染色体 R 显带技术 ………… 13

实验七　减数分裂标本的制备与观察 ………… 15

实验八　人类高分辨率染色体标本的制备与观察 ………… 18

实验九　人类外周血细胞姐妹染色单体(SCE)互换技术 ………… 21

实验十　性染色质(X,Y)标本的制备与观察 ………… 23

实验十一　小鼠骨髓细胞染色体标本的制备与观察 ………… 26

实验十二　小鼠骨髓嗜多染红细胞微核的测定法 ………… 28

实验十三　荧光原位杂交实验 ………… 30

第二部分　分子遗传学实验

实验一　真核生物组织及细胞基因组 DNA 提取 ………… 32

实验二　组织及细胞中的 RNA 提取 ………… 35

实验三　DNA 与 RNA 含量测定 ………… 37

实验四　使用聚合酶链反应技术体外扩增 DNA 片段 ………… 39

实验五　反转录聚合酶链反应 ………… 42

实验六　实时定量 PCR ………… 44

实验七　DNA 序列测定 ………… 48

实验八　质粒 DNA 的提取 ………… 51

实验九　重组质粒的转化及阳性克隆的鉴定 ………… 55

实验十　运用限制性核酸内切酶对 DNA 进行酶切 ………… 58

实验十一　DNA 酶切片段的电泳分离技术 ………… 60

实验十二　DNA 酶切片段的回收与纯化 ………… 62

实验十三　Southern 杂交 ………… 64

实验十四　PCR－RFLP 技术在疾病基因定位中的应用 ················· 67

实验十五　PCR－SSCP 检测分析与聚丙烯酰胺凝胶电泳技术 ··········· 72

第三部分　群体遗传学实验

实验一　多基因遗传的人类皮纹分析 ······························· 77

实验二　人类 ABO 血型的测定及其基因频率的计算 ················· 80

实验三　人类苯基代硫脲尝味试验及其基因频率的计算 ··············· 82

实验四　群体遗传学分析 ··· 85

第四部分　临床遗传学实验

实验一　人类遗传病系谱分析 ····································· 89

实验二　遗传病再发风险估计（Bayes 法） ························· 95

实验三　临床遗传咨询 ··· 101

实验四　临床遗传与优生咨询 ····································· 108

第五部分　综合实验

实验一　肿瘤与基因甲基化分析 ··································· 115

实验二　遗传性长 QT 综合征的分子诊断和相关研究的设计 ··········· 121

科学家名人故事 ··· 124

参考文献 ··· 129

附　　录

附录一　常用染色液的配制 ······································· 130

附录二　细胞遗传学实验常用溶液的配制 ··························· 131

附录三　分子遗传学实验常用溶液的配制 ··························· 133

附录四　彩　图 ··· 135

第一部分 细胞遗传学实验

实验一 人体外周血淋巴细胞的培养和染色体标本的制作

【实验目的】

1. 掌握人类外周血细胞的培养方法及染色体标本的制备方法。
2. 观察人类染色体的形态和数目。
3. 为染色体显带做准备。

【实验原理】

在外周血全血培养过程中,加入植物凝集素(phytohemagglutinin,PHA),可促进 T 淋巴细胞的幼化和分裂增殖并同步化。细胞收获前,添加秋水仙素,可阻止纺锤丝的形成,收获大量处于分裂相的细胞,经低渗、固定和染色等处理,以观察分散的染色体。

【实验用物与试剂】

1. 实验用物:超净工作台、离心机、水浴锅、恒温培养箱、试管架、酒精灯、吸管、离心管、香柏油、二甲苯、擦镜纸、人体外周血。

2. 实验试剂:细胞培养液、RPMI 1640 培养液、小牛血清、肝素、秋水仙素、植物凝集素、5% $NaHCO_3$、低渗液(0.075 mol/L KCl 溶液)、固定液(甲醇:冰醋酸=3:1)、反固定液(甲醇:冰醋酸=1:2)、Giemsa(吉姆萨)染液。

3. 试剂的配制:本次实验需要配制 Giemsa 染液。

(1)配制 Giemsa 原液:取吉姆萨粉 1.0 g、甘油 66 mL、甲醇 66 mL,将吉姆萨粉放入研钵中,先加入少量甘油,研磨至无颗粒,然后将全部甘油倒入,放 56 ℃温箱中 2 h 后,加入甲醇,将配制好的染液密封保存于棕色瓶内(最好于 0~4 ℃保存)。

(2)配制 Giemsa 染液:即 Giemsa 原液:pH 6.8 磷酸缓冲液=1:9。

【实验内容与方法】

1. 细胞的接种与培养。

(1)取 500 U/mL 的肝素 0.2 mL 湿润针筒后,抽取静脉血 1～2 mL,转动针筒,使血液与肝素充分混匀,立即插入灭菌小瓶内,送入超净工作台,在火焰旁将血液滴入盛有 5 mL 培养液(以 4 mL RPMI 1640、1 mL 小牛血清、5 mg PHA、5% $NaHCO_3$ 调节 pH 值至 7.0～7.4)的培养瓶内,加盖,摇匀。

(2)置 37 ℃ 培养箱内,全血培养 72 h,收获前 2～4 h 加 0.01% 秋水仙素,继续培养 2～4 h。

2. 细胞的收获及染色体的制备。

(1)用吸管充分吹打瓶壁,吸取培养物至刻度离心管,配平后,放入离心机。

(2)细胞收集:以 800 r/min 离心 8 min,弃去上清液。

(3)低渗:加入低渗液至 7 mL,吹打 100 次,于 37 ℃ 低渗 20 min。

(4)预固定:加入固定液 1 mL,吹打 100 次。

(5)细胞收集:以 800 r/min 离心 8 min,弃去上清液。

(6)固定:加入固定液至 8 mL,吹打 100 次,于 37 ℃ 固定 20 min。

(7)细胞收集:以 800 r/min 离心 8 min,弃去上清液。

(8)再固定:加入固定液至 8 mL,吹打 100 次,于 37 ℃ 固定 20 min。

(9)细胞收集:以 800 r/min 离心 8 min,弃去上清液。

(10)反固定:加入反固定液至 8 mL,吹打 100 次,于 37 ℃ 反固定 20 min。

(11)细胞收集:以 800 r/min 离心 8 min,弃去上清液(留 0.5～1 mL 上清液)。

(12)制片:用吸管吹打混匀沉积于离心管底部的细胞,吸取细胞悬液,用镊子取一张洗净预冷的载玻片,于载玻片上方约 5 cm 处间隔均匀地滴加细胞悬液 3 滴,迅速吹散,在酒精灯上过几次,使染色体分散均匀。

(13)37 ℃ 恒温干燥过夜,室温长期保存。

(14)Giemsa 染色:以 Giemsa 染液染色 10～20 min,用自来水冲洗,晾干。

(15)镜检。

【实验结果】

先在低倍镜下找到分散良好的分裂相,再换油镜认真观察;记录、保存并分析实验结果。

【注意事项】

1. 细胞培养应严格遵循无菌操作原则。

2. 秋水仙素处理时间应适宜:处理时间过短,分裂相细胞少;处理时间过长,染色体会缩短,使染色体的形态特征模糊。

3. 离心时的转速不宜过高,以免沉淀的细胞团块过于致密而无法吹打散开。

4. 吹打应充分,但避免用力过猛,以免导致细胞破碎。

5. 低渗液浓度和低渗时间应掌握适当,尽量使细胞膨大、染色体尽量分散,减少同一细胞内的染色体叠加。

6. 固定液应现用现配。

7. 滴片前,尽量稀释细胞浓度,避免细胞叠加导致的细胞间染色体的叠加。

8. 观察结束后,以二甲苯清理镜头。

【作业与思考题】

1. 本实验为什么要加入 PHA,其目的是什么?

2. 进行细胞收集时应注意什么? 吹打的作用是什么?

（胡晓岩　倪　磊）

实验二　正常人非显带染色体的核型分析

【实验目的】

1. 了解正常人类体细胞的染色体数目、形态和结构特征。
2. 掌握对正常人类染色体核型分析的方法。

【实验原理】

1956 年，Tjio 和 Leven 确定了人类体细胞中染色体的数目为 46 条。1959 年，Lejeune证实 Down 综合征(21 -三体综合征)患者体细胞染色体数目比正常人多一条 21 号染色体。此后，世界各地学者纷纷将人类染色体的研究应用于临床诊断，但世界范围内的不同学者对病例中异常染色体的描述、识别和命名各执己见。为了统一对人类染色体的认识，1960 年，在美国丹佛召开了第一届国际人类遗传学大会，通过了"关于人类有丝分裂中染色体命名标准系统的提议"，即 Denver 体制。该体制经随后的伦敦(1963 年)和芝加哥(1966 年)等会议的补充和完善，成为人类染色体命名、识别和分析的依据。

染色体核型分析是将体细胞的全部染色体从大到小一一配对和排列，并根据着丝粒在染色体上的纵向分布情况和随体的有无进行识别、判定和分组。染色体核型分析可用于染色体数目畸变和结构畸变的临床诊断。

【实验用物与试剂】

1. 实验用物：光学显微镜、镊子、染色缸、制备好的人类染色体标本片、二甲苯、擦镜纸。
2. 实验试剂：Giemsa 染液。

【实验内容与方法】

1. 将染色体标本片置于 Giemsa 染液中染色 10 min，水洗，于空气中干燥。
2. 镜检，寻找如图 1 - 2 - 1(见彩图页)所示的分裂相并拍照，按从大到小的顺序进行染色体核型标示并分析。

【实验结果】

拍照观察染色体核型，对实验结果进行标示并分析。

【注意事项】

1. 应寻找完整的分裂相。
2. 油镜头用前和用后均应使用二甲苯清理干净。

【作业与思考题】

1. 计数你所观察到的染色体数目。
2. 对你所观察到的人类体细胞核型进行分组,并说明分组依据。

（胡晓岩　倪　磊）

实验三 染色体 G 显带技术与识别

【实验目的】

1. 掌握 G 显带标本片的制作过程。

2. 通过 G 显带核型分析,初步掌握各号染色体 G 带的特征。

3. 根据带型特征区分染色体,为基因定位和染色体微小畸变的鉴定做准备。

【实验原理】

干燥后的染色体标本片经过碱、胰酶溶液或其他盐溶液处理后,再经 Giemsa 染液染色,镜检可见垂直于每条染色体长轴的方向出现平行的明暗相间的特征性条纹,即构成了染色体的带型——G 带(机制不详)。同源染色体的带型基本相同且稳定,非同源染色体带型不同。G 显带染色体可用于染色体区分和染色体重排等染色体病的诊断研究,也可结合染色体原位杂交进行基因定位。着色的暗带(G 带)上基因相对贫乏,于 S 期的中晚期复制;暗带之间的区域称为明带或间带(R 带),间带基因相对丰富,于 S 期的早期复制。

【实验用物与试剂】

1. 实验用物:染色体标本片、光学显微镜、水浴箱、烘箱、立式染色缸、香柏油、二甲苯、擦镜纸、人体外周血。

2. 实验试剂:0.025%胰酶溶液、生理盐水、Giemsa 染液。

【实验内容与方法】

1. 预热:将 0.025%胰酶(pH 7.0～7.2)倒入立式染色缸中,于 37 ℃水浴预热。

2. 水解:将常规制备的染色体标本片于室温放置 3 d(老化)后,转移到 60 ℃烘箱内干燥 2～3 h,自然冷却至室温后取出;将染色体标本片插入胰酶溶液中水解处理 1～10 min(依胰酶活性强弱而定),用生理盐水漂洗 2 次。

3. 染色:使用 Giemsa 染液染色 20 min,水洗,于空气中干燥。

4. 镜检。

【实验结果】

1. 先在低倍镜下找到如图 1－3－1(见彩图页)所示的分裂相染色体,再换油镜仔细观察。

2. 根据课本提供的染色体 G 显带标准带型图,识别并区分 G 显带的非同源染色体。

附:染色体的识别

1 号染色体(中央):短臂(p)近侧 1/2 有 2 条宽阔和浓染的深带,远端有 3 或 4 条较窄、较淡的带。长臂(q)有 5 条深带,中央有 1 条最亮、最深的带。长臂的次缢痕深染。

2 号染色体(亚中):短臂有间隔较均匀的 4 条深带,中间的 2 条稍靠近,着丝粒染色很浅。长臂依标本的质量可见 6～8 条深带。

3 号染色体(中央):短臂和长臂中部色浅是 3 号染色体的特点。短臂近着丝粒区通常有 2 条深带,远端可见 3 条,中间的 1 条最宽、最浓。长臂近端可见 2 条深带以及中间 1 条明显的浅带,远侧有 4 或 5 条深带。

4 号染色体(亚中):短臂有 1 或 2 条深带。长臂有均匀分布的 4 条深带,在较好的标本上还可以分出更多的带纹。

5 号染色体(亚中):短臂有 1 或 2 条深带。短臂中段有 3 条深带(有时为 1 条),远端有 1 或 2 条深带。

6 号染色体(亚中):短臂中段有 1 条明显宽阔的浅带,这是 6 号染色体的特征,远端和近端各有 1 条深带,后者紧邻着丝粒。在质量较好的标本上,可细分长臂有 6 条深带。

7 号染色体(亚中):短臂上有 3 条深带,末端的 1 条较宽且色深,犹如"瓶盖"。长臂有 3 条明显的深带,远端的 1 条较浅且分为 2 条。

8 号染色体(亚中):短臂的 2 条深带被 1 条浅带隔开,最后 1 条深带宽浓、粗壮,这是 8 号染色体的特征。长臂的 3～5 带,近侧段内带和末端较浅的 1 条带常不明显。

9 号染色体(亚中):苗条。短臂有 3 条深带,远侧的 2 条深带有时融为 1 条。长臂有 2 条较亮的间隔均匀的深带,远端的 1 条有时一分为二,次缢痕不着色,长度变异大,但可用 C 带等选择性染色。

10 号染色体(亚中):第一条宽浓,短臂中段有 1 或 2 条深带。长臂有间隔基本均匀的 3 条深带,远端 2 条相距较近,近侧的 1 条着色最深。

11 号染色体(亚中):着丝粒可能染色。短臂中央有 1 条宽阔的深带,有时可再分出较窄的 1 条。长臂近着丝粒处有 1 条深带,中部有 2 条紧邻的宽阔的深带,后者常融合为 1 条。

12 号染色体(亚中):短臂中部为 1 条深带。长臂近着丝粒处有 1 条深带,中段有 1 条宽阔的深带,两者之间有 1 条明显的浅带。在较好的标本上,中段宽阔的深带可分为 3 条,中间 1 条较宽、着色较浓。此外,在末端还可见另 1 条较窄的深带。

11 号和 12 号带型相似,但可根据臂率(11 号短臂较长)和长臂中段深带的位置(即 11 号的深带稍偏远端)等加以区别。

13 号染色体(近端):长臂远端着色较深,常可见 4 条中等着色带,中部 2 条宽而深。

14 号染色体(近端):长臂有 4 条深带,近端 1 条窄的和 1 条宽的深带常融合在一起,中部深带很窄,远部深带很宽。

15 号染色体(近端):长臂中部为 1 条较宽深带,近端有 1 条较窄深带,远端的深带接近末端。

16 号染色体(中央):短臂有 1 条较浅的着色深带。长臂近端次缢痕处中等着色,远端有 1 或 2 条中等着色带。

17 号染色体(亚中):短臂为浅染,有 1 条较窄的深带。长臂近端有 1 条阴性节段,远端为 1 条中等着色带。

18 号染色体(亚中):短臂浅染。长臂近端和远端各有 1 条深带。

19 号染色体(中央):着丝粒两侧为深带,其余均为浅带。在较好的标本中,短臂可见有 1 条深带,长臂有 2 条深带。

20 号染色体(中央):短臂上有 1 条明显的深带。长臂上有 2 条深带,但染色较浅。

21 号染色体(近端):长臂近侧有 1 条宽阔浓染的深带。

22 号染色体(近端):着丝粒两侧深染,长臂中部有 1 条窄的深带。

X 染色体(亚中):短臂中央有 1 条明显的深带,宛如"竹节状";在较好的标本上,短臂的近侧和远侧还可各见 1 条窄带。长臂上可见 4 条深带,以近侧的 1 条最明显。

Y 染色体(近端):短臂末端有 1 条窄的深带。长臂的远侧深染。在较好的标本上,Y 的长臂可区别 4 条深带。

【注意事项】

1. 在前期细胞培养的过程中,秋水仙素处理时间长短会影响染色体形态。处理时间过短,分裂相细胞少;处理时间过长,染色体会缩短,使染色体的形态特征模糊,会影响对 G 显带带型的观察。

2. 胰酶溶液应是新鲜配制的。胰蛋白酶浓度和处理时间随气温高低有所不同,一般标本存放时间越长,在胰蛋白酶当中处理时间越长。太新鲜的标本,染色体会出现毛茸现象;片龄太长的标本往往会导致斑点状的染色体。胰蛋白酶温度越高,反应的速度就越快,一般在室温下进行,但温度必须稳定至少 20 min。注意胰蛋白酶处理的时间:如果细胞呈紫蓝色,说明胰蛋白酶的作用时间不够;如果细胞呈桃红色,说明作用时间刚好。

3. 观察结束后,需要使用二甲苯清理镜头。

【作业与思考题】

对照图 1-3-1(见彩图页)所示的人类染色体 G 显带和课本 G 显带模式图,标示出你的实验结果。

(胡晓岩　倪　磊)

实验四　人类染色体 Q 显带技术

【实验目的】

1. 了解人类染色体 Q 显带技术的实验原理。
2. 掌握人类染色体 Q 显带标本片的制作方法。

【实验原理】

1968 年,瑞典细胞化学家 Caspersson 用 Mcllvaine 缓冲液处理染色体标本并用荧光染料氮芥喹吖因(quinacrine mustard,QM)染色,经荧光显微镜观察,发现每条染色体沿着其长轴出现了宽窄和明暗不同的条带(即 Q 带),结合染料的区域为亮带,没有结合染料的区域为暗带。后继实验发现,QM 可与鸟嘌呤相互作用并插入 DNA 双螺旋中。

染色体的 Q 显带技术与随后出现的 G 显带技术相比,染料结合在染色体上的位置一致,但由于所使用的染料性质不同,一个是荧光染料,另一个是普通染料,染色体的 Q 显带用荧光显微镜观测,G 显带则使用普通显微镜观测,因此在染色体上显示出的明暗相间条纹的位置正好相反,即在 Q 显带标本片上,结合染料的为明带;而在 G 显带的标本片上,结合染料的区域为暗带。在 DNA 探针使用以前,二者的联合使用可以全面观测染色体的结构,特别是着丝粒和端粒区域。

【实验用物与试剂】

1. 实验用物:染色体标本片、荧光显微镜、镊子、暗室和暗盒。
2. 实验试剂:Mcllvaine 缓冲液、氮芥喹吖因(QM)染液、无水乙醇。
3. 试剂的配制:具体如下。

(1)pH 7.0 的 Mcllvaine 缓冲液:以 16.47 mL 的 0.1 mol/L 枸橼酸溶液与 3.53 mL 的 0.2 mol/L 磷酸氢二钠均匀混合即成。

(2)氮芥喹吖因(QM)染液:即浓度为 50 μg/mL 的 QM 染液。

【实验内容与方法】

1. 将标本片用无水乙醇处理 5 min。
2. 在 pH 7.0 的 Mcllvaine 缓冲液中处理 10 s。
3. 用 QM 染液避光染色 20 min。
4. 用 pH 7.0 的 Mcllvaine 缓冲液避光漂洗 3 次,每次 2 min。

5. 滴加 1 滴缓冲液,并加盖盖玻片,立即在荧光显微镜下检测并获取图像,以免荧光衰减。

【实验结果】

1. 在荧光显微镜下观察人类染色体 Q 带的形态特征。
2. 进行 Q 显带的非同源染色体识别。

【注意事项】

1. 尽可能选择洁净度高的载玻片,以减少背景干扰。
2. 经 Q 显带的染色体标本片荧光衰减很快,染色完成后应立即镜检并拍照。荧光染色后的标本片保留时间不应超过 3 d。
3. 整个操作过程应注意避光。

【作业与思考题】

1. 观察并描述 Q 显带的人类染色体带型特征。
2. 人类染色体 Q 显带操作过程中应注意哪些事项?

(胡晓岩 倪 磊)

实验五　染色体 C 显带技术与识别

【实验目的】

1. 掌握 C 显带标本的制作方法及 C 显带染色体的基本特征,了解 C 显带的技术原理。

2. 掌握染色体着丝粒区域的显示方法,准确认识染色体结构。

【实验原理】

染色体着丝粒(centromere)区域结构复杂且与染色体臂难以区分,往往影响对染色体的观察和基因定位的准确性。染色体标本片经过酸、碱及高温处理,可使染色体标本的结构发生一定改变,含有 DNA 高度重复序列的着丝粒和次缢痕区域变性后,复性较染色体其他区域快,再经 Giemsa 染色后,染色体臂着色变浅,而着丝粒区域着色变深,可在光镜下明显显现和区分,即染色体的 C 显带。由于 1 号、9 号、16 号染色体长臂近着丝粒区和 Y 染色体长臂远端有次缢痕,因此这些区域也会着色。

【实验用物与试剂】

1. 实验用物:光学显微镜、水浴锅、染色缸、香柏油、二甲苯、擦镜纸。

2. 实验试剂:0.2 mol/L HCl、5‰ Ba(OH)$_2$ 溶液、2×SSC 缓冲液(0.3 mol/L 氯化钠、0.03 mol/L 枸橼酸钠)、Giemsa 染液。

【实验内容与方法】

1. 酸处理:用 0.2 mol/L HCl 于室温下处理染色体标本片 15～30 min,水洗。

2. 碱处理:将染色体标本片放入 56 ℃的 5‰ Ba(OH)$_2$ 溶液中处理 10 min,水洗。

3. 孵育:将染色体标本片放入 67 ℃的 2×SSC 缓冲液中处理 1～1.5 h。

4. 染色:使用 Giemsa 染液为染色体标本片染色 10 min。

5. 镜检:先在低倍镜下找到染色体,再换油镜仔细观察染色体着丝粒区。

【实验结果】

将制备好的染色体 C 显带标本片先在低倍镜下选择染色体分散良好、带纹清晰的分裂相,然后在高倍镜下进行观察,根据课本提供的 C 显带染色体的特征图进行区分。

【注意事项】

观察结束后,以二甲苯清理镜头。

【作业与思考题】

1. 人类基因组中的高度重复序列分布在染色体的什么区域?
2. 染色体着丝粒还可以用什么方法准确显示?

（倪　磊　胡晓岩）

实验六　人类染色体 R 显带技术

【实验目的】

1. 了解染色体 R 显带的原理。
2. 掌握染色体 R 显带技术方法。

【实验原理】

常用的 R 显带方法是经热磷酸缓冲液处理染色体标本片后,再用 Giemsa 染色,会在染色体的纵向上显示出明暗相间的带纹,由于这种技术所显示的带型正好与 G 带相反,因此称为逆相 G 带(reverse G‑band),又称 R 带。某一条染色体经过 G 显带后,其长、短臂末端如果均为明带(即浅带),由于与背景颜色接近,如果发生了末端缺失或重排等异常的结构畸变时,则很难加以区分。联合使用染色体的 R 显带技术,该条染色体的末端恰好与 G 显带相反而为暗带,可易于识别所发生的变化部位和类型。因此,染色体的 R 显带技术主要用于染色体末端缺失或重排等结构畸变的研究。

由于染色体上不同区域的物质组成存在差异,当染色体标本片在高温(80～90 ℃)条件下的磷酸缓冲液中处理时,诱发了染色体上不同区域物质的差异性变化,如 Comings 认为,在高温处理下的染色体 R 显带可使染色体上富含 G—C 的区域呈现出深染的暗带,而在 G 显带染色体中,则是染色体上富含 A—T 的区域容易变性疏松而呈现深染的暗带。因此,同一条染色体上,R 显带染色体所显示的明暗相间的带纹区域特征正好与 G 显带染色体上带纹明暗特征相反,即 G 显带深染区为 R 显带的浅染区,反之亦然。电镜观察也发现,染色体浅染带区和深染带区的电子密度不同。

【实验用物与试剂】

1. 实验用物:盖玻片、镊子、染色缸、新制备的染色体标本片。
2. 实验试剂:pH 6.5 Earle's 显带液、Giemsa 染液。
3. 试剂的配制:实验中需配制 pH 6.5 Earle's 显带液。称取 NaCl 6.8 g、KCl 0.4 g、$MgSO_4 \cdot 7H_2O$ 0.2 g、Glu 1.0 g、$NaH_2PO_4 \cdot H_2O$ 0.164 g、$Na_2HPO_4 \cdot 12H_2O$ 0.2 g、$CaCl_2$ 0.2 g、酚红 0.01 g,混匀,用 3‰ Na_2HPO_4 溶液调 pH 值至 6.5 即成。

【实验内容与方法】

1. 老化:将染色体标本片制备好后,置于 37 ℃温箱中 12 h 以上。

2. 显带:以 87.5 ℃预热 Earle's 显带液,将染色体标本片置于 87.5 ℃的 Earle's 显带液中,在 50～90 min 内,每隔 5 min 依次取出一张染色。

3. 染色:使用 Giemsa 染液染色 10 min。

4. 镜检。

【实验结果】

先用低倍镜找到完整的分裂相,再换油镜观察并计数,选择好的分裂相,进行显微摄影;然后,观察 R 显带染色体核型特征,并进行核型分析。

【注意事项】

1. 染色体玻片不能用火烘干,只能让其自然干燥。

2. 染色体 R 显带制片既不需经过高温烘片,存放时间也不宜过长。

3. 染色体标本片在 Earle's 显带液中的处理时间需摸索,通常选择 R 显带的带纹最佳者观察并显微摄影。

【作业与思考题】

1. 指出 R 显带染色体短臂末端都是浅染条带的染色体。

2. 指出 R 显带染色体长臂末端都是深染条带的染色体。

(倪　磊　胡晓岩)

实验七　减数分裂标本的制备与观察

【实验目的】

1. 掌握减数分裂染色体标本的制作方法。
2. 观察减数分裂过程中染色体的形态特征。

【实验原理】

减数分裂是二倍体生殖细胞在配子发生过程中产生精子和卵子的一种特殊的细胞分裂形式,即生殖细胞成熟过程中染色体只复制一次,而细胞连续分裂两次,染色体数目减半的过程。减数分裂包括两个阶段:减数分裂Ⅰ和减数分裂Ⅱ。在细胞进入减数分裂前,减数分裂Ⅰ的间期Ⅰ已完成了 DNA 复制,此时 DNA 数目加倍而染色体数目不变,为细胞进入分裂期做准备。减数分裂Ⅱ是生殖细胞完成减数分裂Ⅰ后所进行的与有丝分裂相似的细胞分裂。当初级精母细胞完成减数分裂Ⅰ,生成的两个次级精母细胞进入间期Ⅱ,该间期不再进行 DNA 复制,时间很短,有些生物甚至没有间期Ⅱ,直接进入前期Ⅱ。对减数分裂期染色体的分析,可以阐明染色体畸变的根本原因,是医学遗传学研究的重要手段。由于人的睾丸和卵巢组织不易获得,且标本制作具有一定难度,因此本实验采用小鼠体内注射秋水仙素法,使用小鼠睾丸组织制备减数分裂期染色体。

【实验用物与试剂】

1. 实验动物:成年雄性小鼠。

2. 实验用物:解剖盘、剪刀、镊子、注射器、培养皿、离心机、离心管、酒精灯、显微镜、载玻片、无菌滤器等。

3. 实验试剂:100 μg/mL 秋水仙素溶液、2%柠檬酸钠溶液、生理盐水、Giemsa 染液、0.075 mol/L KCl 溶液、甲醇、冰醋酸、pH 6.8 的 0.01 mol/L PBS。

4. 试剂的配制:具体如下。

(1)100 μg/mL 秋水仙素溶液:称取 10 mg 秋水仙素,溶于 100 mL 生理盐水中,用 0.2 μm 无菌滤器进行过滤,备用。

(2)固定液:甲醇:冰醋酸=3:1。

(3)Giemsa 原液:称取 Giemsa 粉末 1 g,量取 66 mL 甘油,在研钵中先将 Giemsa 粉末和少量甘油充分混合、研磨至无明显颗粒,再将剩余甘油倒入并混匀。将研钵中配好的溶液倒入烧杯中,置于 55~60 ℃水浴中加热 2 h(或置于 56 ℃烘箱中过夜),待其冷却后,量取

66 mL 甲醇,加入研钵中混匀,然后转移至棕色瓶中,于室温下静置 2~3 周即可使用。

(4)Giemsa 染液:按 Giemsa 原液:0.01 mol/L PBS(pH6.8)＝1:9 的比例稀释,现配现用。

【实验内容与方法】

1. 按 4 mg/kg 剂量给予小鼠腹腔注射 100 μg/mL 秋水仙素,经 6 h 后,使用断颈法处死小鼠,剥离小鼠睾丸,并将其放于含有 2% 柠檬酸钠溶液的培养皿中,用镊子小心去除白膜并清洗掉血污。

2. 将处理好的睾丸组织转移至装有 5 mL 2% 柠檬酸钠溶液的培养皿中,小心剥离出曲细精管,并用剪刀将其剪碎,再用 1 mL 注射器将其撕碎,然后将撕碎的曲细精管和溶液转移到离心管中,用吸管反复吹打 100 余次,使曲细精管中尽可能多的各级生精细胞释放出来。

3. 于室温下静置,待其自然沉淀后,将上层细胞悬液转移至新的离心管中,以 1000 r/min 离心 10 min,弃去上清液,沉淀物即是不同发育阶段的细胞。

4. 向沉淀物中加入 7 mL 0.075 mol/L KCl 溶液,混匀后,放于 37 ℃静置 30 min,进行低渗处理。

5. 加入 1 mL 固定液,吹打 100 次,以 1000 r/min 离心 10 min,弃去上清液。

6. 加入 8 mL 固定液,吹打 100 次,于 37 ℃固定 20 min;以 1000 r/min 离心 10 min,弃去上清液。重复此步骤一次。

7. 最后一次离心后,留少许上清液,用吸管吹打混匀,制成细胞悬液,用镊子取一张预冷的干净载玻片,于载玻片上方约 5 cm 处滴加细胞悬液 1 滴,并轻轻吹开,使其自然干燥。

8. 用 Giemsa 染液将标本染色 5~10 min,再以自来水或蒸馏水缓慢冲洗,使其自然干燥。

9. 于高倍镜下观察染色体的形态。

【实验结果】

先在低倍镜下寻找细胞分裂相较多的视野,然后在油镜下观察小鼠睾丸组织减数分裂过程中各期染色体的形态变化。

1. 减数分裂Ⅰ:具体如下。

(1)前期Ⅰ:此期染色体形态变化复杂,比有丝分裂的前期长,按染色体的形态变化可分为以下几个阶段。①细线期:核仁明显,细胞核内的染色质呈细丝状,并相互绕成网状,染色质丝开始凝缩。②偶线期:此期染色体形态仍较为细长,同源染色体发生配对,每对染色体形成紧密相伴的二价体,也称为联会。③粗线期:染色体通过进一步螺旋化和折叠,缩短和变粗。每条染色体包含两条染色单体,仅在着丝粒处相连,互称为姐妹染色单体。每个二价体都由同源染色体组成,并含有四条染色单体,成为四分体。同源染色体的染色单体之间互称为非姐妹染色单体。同源染色体的染色单体横向断裂,两条非姐妹染色单体之间发生交换,该形态在镜下难以辨认。④双线期:染色体继续缩短变粗,同源染色体开始相互排斥,趋向分离,发生互换的部位连在一起,该现象是同源染色体的非姐妹染色单体交换的表现形式。此期可看到染色体形态呈"X"形、"O"形或"∞"形。

⑤终变期:染色体进一步缩短并变粗,染色体相互排斥而分离,因同源染色体的非姐妹染色单体之间发生交叉互换的部位不同而呈现出"0""8""X""+"等形状;核仁和核膜消失,纺锤体开始形成。此期的染色体最清楚,方便计数。

(2)中期Ⅰ:纺锤丝与着丝粒相连,二价体排列在赤道板上,同源染色体随机分布在赤道板两侧。

(3)后期Ⅰ:同源染色体被纺锤丝牵引,彼此分开,移向细胞两极。

(4)末期Ⅰ:染色体到达细胞两极,逐渐解旋伸展,分别出现两个核仁、核膜;细胞膜凹陷,初级精母细胞分裂成两个体积较小、染色体数目减半的次级精母细胞。

2. 减数分裂Ⅱ:具体如下。

(1)前期Ⅱ:核仁、核膜消失,每个染色体具有两条染色单体。

(2)中期Ⅱ:纺锤丝与染色体的着丝粒相连,染色体排列在细胞中央的赤道板上。

(3)后期Ⅱ:每条染色体的着丝粒纵裂,两条姐妹染色单体分别由纺锤丝牵引着移向细胞两极。

(4)末期Ⅱ:两组染色体集中于细胞两极,两个核仁和核膜形成,细胞向内凹陷,分裂成两个子细胞,形成精子。

【注意事项】

1. 先用剪刀将曲细精管剪碎,然后用 1 mL 注射器将其撕碎,撕碎后轻轻吹打 100 余次,使曲细精管释放尽可能多的生精细胞。

2. 进行低渗处理时,为避免细胞过早破裂,动作应尽量轻柔。固定处理过程中,需充分吹打,保证细胞膜受到破坏。

3. 最后一次固定离心后,留上清液 0.5～1 mL 即可,不能留太多上清液进行重悬,以保证滴片时获得较多的分裂相。

【作业与思考题】

1. 绘制减数分裂Ⅰ和减数分裂Ⅱ中期的染色体图。

2. 在标本制作过程中,低渗液和固定液的作用各是什么?

3. 试述减数分裂的生物学意义。

(肖 轩)

实验八 人类高分辨率染色体标本的制备与观察

【实验目的】

1. 熟悉人类外周血淋巴细胞培养的原理。
2. 熟悉人类高分辨率染色体标本制备的原理。
3. 掌握人类高分辨率染色体标本制备的方法。

【实验原理】

人类间期细胞核中的遗传物质(染色质)在细胞进入分裂期时,经逐级螺旋形成染色体。在分裂期的中期,染色体达到最高程度的凝集,表现为短而粗的典型结构。人外周血的有形成分中只有白细胞有核,而白细胞中只有淋巴细胞(主要是小淋巴细胞)具有潜在的细胞分裂能力,但具有潜在分裂能力的淋巴细胞需要在植物凝集素(PHA)的刺激下才能转变为真正具有细胞分裂能力的母细胞。因此,外周血必须经过含有 PHA 的培养液培养后,才能制备供核型分析的染色体标本。

秋水仙素能抑制细胞纺锤体的形成,使细胞分裂停止在中期,从而起到积累大量中期细胞的作用;亦可使染色体单体缩短分开,呈现明显的外形。

G 显带技术是染色体经胰蛋白酶处理后用一种能结合 DNA 的化学染料(Giemsa)染色,使染色体呈现深浅不同的带型的方法,人类的 24 种染色体可显示出各自特异的带纹。DNA 链上有 A—T 丰富区及 C—G 丰富区,用 Giemsa 染液进行染色,A—T 较 C—G 更易染色。

【实验用物与试剂】

1. 实验用物:超净工作台、37 ℃恒温培养箱、立式染色缸、水平离心机、显微镜、匀浆管、刻度离心管、培养瓶、冰水载玻片、烧杯、酒精灯、无菌棉球、植物凝集素。

2. 实验试剂:RPMI 1640 培养液、小牛血清、青霉素、链霉素、0.01%秋水仙素溶液、肝素、0.075 mol/L KCl 溶液、甲醇、冰乙酸、0.25%胰蛋白酶保存液、Giemsa 染液,3% Tris(三羟甲基氨基甲烷)溶液。

3. 试剂的配制:本次实验需要配制以下试剂。

(1)人类外周血淋巴细胞培养液(50 mL)。

RPMI 1640 培养液   40 mL

小牛血清   10 mL

PHA	25 mg
双抗(青霉素、链霉素)	100 U/mL
肝素	100 U/mL

用高压灭菌的 $NaHCO_3$ 调 pH 值至 7.2～7.4,分装 10 小瓶,每瓶 5 mL(可以按比例自行配制)。

(2)0.25％胰蛋白酶保存液(G 显带):称取胰酶 2.5 g,加生理盐水或双蒸水 1000 mL,充分搅拌溶解(约 2 h),按每份 60 mL 分装(根据 G 显带时所用容器的容量来分,一般采用立式染片缸),冰冻保存。

(3)Giemsa 工作液(原液):具体如下。

Giemsa 染料	1 g
甘油	50 mL
甲醇	50 mL

【实验内容与方法】

1. 标本制备:具体包括以下内容。

(1)采血:①取 10 份人健康外周血细胞,用无菌注射器吸取约 0.2 mL 肝素液,来回抽动针筒,使肝素湿润针筒,戴上针头套;彻底消毒采血处皮肤,抽取静脉血约 2 mL,戴上针头套,转动针筒,使肝素与血液混匀,防止血液凝固。②在超净工作台内去掉针头套,用无菌棉球擦除针头上的血迹;用酒精棉球对盛有 5 mL 培养液的培养瓶瓶塞进行消毒,并将瓶塞在酒精灯火焰上过一下;在酒精灯火焰旁将采血的注射器针头经培养瓶皮塞插入培养瓶中,每瓶接种血液约 0.3 mL(每瓶 5 mL 培养基)。

(2)培养:将培养瓶置于 37 ℃恒温箱中培养,培养至 68 h(培养结束前 4 h),取出培养瓶,在超净工作台内用注射器(5 号针头)向培养瓶中加入 0.01％秋水仙素 1 滴,轻轻摇匀,放回 37 ℃恒温箱继续培养至 72 h。

(3)使用空气干燥法制片。①收集细胞:将培养物倒入 15 mL 刻度离心管内平衡离心,离心速度为 1000～1500 r/min,时间为 8～10 min。为防沉淀物中细胞丢失,可适当留点上清液。②低渗处理:加入 8 mL 预热 37 ℃的低渗液,用吸管将现溶物打匀,于 37 ℃水浴 15～20 min,使白细胞膨胀、染色体分散、红细胞解体。③预固定:低渗后,立即加入 1 mL 新配制的固定液,轻轻打匀,平衡离心,离心速度为 1000～1500 r/min,时间为 8～10 min。④固定:离心后,弃去上清液,留下管底的细胞,缓慢加入固定液(甲醇:冰醋酸＝3:1)约 8 mL 并轻轻打匀,于 37 ℃水浴 30 min(第一次固定时,先加数滴,轻轻将细胞打匀,再慢慢加至 8 mL,打匀,这样染色体标本的形态较好);平衡离心,离心速度为 1000～1500 r/min,时间为 8～10 min。⑤再固定:离心后,弃去上清液,加入 8 mL 固定液(甲醇:冰醋酸＝3:1),打匀,于 37 ℃水浴 30 min;平衡离心,离心速度为 1000～1500 r/min,时间为 8～10 min。⑥制片:离心后,弃去上清液,根据沉淀的细胞量加入适量的固定液,打匀,将细胞悬液滴 1 或 2 滴于预冷的干净玻片中央,随即吹气,轻轻过火,于空气中干燥。

2. G 显带染色技术：染色体显带技术常用的有荧光 Q 带、Giemsa G 显带、异染色质的 C 带等，这里介绍较为常用的 Giemsa G 显带技术。

按照国际规定，染色体条带分辨率用单套染色体（1～22 号各 1 条，加 1 条 X 染色体）的明条带总数加暗条带总数的数字来提示，并归纳了 300、400、550、700、850 共五套标准条带模式图，方便从业人员判断自己的染色体条带落在哪个区间。

（1）将配制好的 0.25％的胰蛋白酶溶液 60 mL 倒入立式染色缸内，37 ℃水溶预热，用 3％ Tris 溶液调节 pH 值为 7。

（2）将标本片浸入胰酶溶液中，不断轻轻摆动，新鲜标本只需处理 3～9 s，旧标本则需处理 3～5 min。

（3）立即将标本片投入 1：10 或 1：20 的 Giemsa 工作液中，染色 15～20 min。

（4）镜检。

【实验结果】

记录染色体特征（条带特征：21 号染色体——在 400 条带阶段 p11、q11 带被再分，在 550 条带阶段 q22 带被再分，在 850 条带阶段 q21、q22.1 带被再分）。

【注意事项】

1. 洗涤器皿时一定要洗干净，不能有酸、碱溶液残留。

2. 接种外周血不能过多或过少。

3. 秋水仙素具有一定毒性和致癌性，使用时一定要注意。

4. 低渗的时间、温度会影响染色体的分散和分裂相的数目。

5. 固定液一定要现用现配，固定要彻底，每次不少于 30 min；加固定液不能过快，要沿管壁慢慢加入，否则染色体容易扭转；若固定作用不足，染色体会出现毛刷状。

6. 胰酶的活性与 pH 值和温度有关。在 pH 值为 7、温度 37 ℃状态下，胰酶活性最高。

7. 胰酶处理时间长短与标本片片龄有关，新鲜的标本处理时间短，且带纹较清晰。标本片的片龄为 2～7 d 较适宜。

8. Giemsa 工作液要现用现配。

9. 实验九会用到人类外周血细胞染色体标本，请提前做准备，具体步骤见实验九。

【作业与思考题】

1. 完成实验报告（含高分辨率染色体标本镜检图）。

2. 除了秋水仙素可以作为细胞同步化的处理外，还有哪些细胞同步化方法？（查阅文献）

3. 了解其他人类高分辨率染色体显带技术的方法及步骤。

（郭　波）

实验九　人类外周血细胞姐妹染色单体(SCE)互换技术

【实验目的】

1. 熟悉人类外周血细胞姐妹染色单体互换的原理。
2. 掌握人类外周血细胞姐妹染色单体的互换技术。

【实验原理】

人体外周血姐妹染色单体互换(sister chromatid exchange,SCE)是检测染色体不稳定性和DNA损伤较敏感的指标。各种已知的诱变剂或致癌剂,即使其浓度在细胞毒理学和染色体断裂水平以下时,也能诱发SCE,所以SCE试验在突变研究中得到广泛应用。染色体畸变和SCE分析法筛选致癌因子已为公认的细胞遗传学研究方法。

核苷酸类似物Brdu(5′-溴脱氧尿嘧啶核苷):在细胞分裂的DNA复制过程中,Brdu可以取代胸腺嘧啶核苷酸而渗入新复制的DNA核苷酸链中,人外周血细胞在含Brdu的培养液中培养,第二次分裂后出现双股含Brdu的DNA,由于双股均含Brdu的DNA分子构型有变化,因此用Giemsa染液进行染色时就可以清楚看到都含Brdu的DNA双链所组成的单体着色浅,而仅一条链含Brdu的单体着色深。

【实验用物与试剂】

1. 实验用物:超净工作台、水平离心机、紫外线灯、刻度离心管、培养瓶、恒温水浴锅、显微镜、载玻片、盖玻片、计数器。

2. 实验试剂:Brdu、$2 \times SSC$ 溶液(0.3 mol/L NaCl、0.03 mol/L 枸橼酸钠)、0.067 mol/L Na_2HPO_4 溶液、0.67 mol/L KH_2PO_4 溶液、10% NaOH溶液、Giemsa原液、RPMI 1640培养液、小牛血清、青霉素、链霉素、0.01%秋水仙素溶液、0.075 mol/L KCl溶液、甲醇、冰乙酸。

3. 试剂的配制:本实验需配制人类外周血淋巴细胞培养液(参见实验八)。

【实验内容与方法】

1. 采血:具体内容参见本部分的实验八。
2. 培养:将培养瓶置于37 ℃恒温箱中培养,培养至24 h后,加入5′-溴脱氧尿嘧啶核苷,使其终浓度为 10 μg/mL,并避光培养;培养至 68 h(培养结束前 4 h),在超净工作台内向培养瓶中加入秋水仙素,使其浓度达到 0.1 μg/mL,轻轻摇匀,放回 37 ℃ 恒温箱继续培养至 72 h。

3. 使用空气干燥法制片:具体内容参见实验八。

4. 将染色体标本放置室温 1 d 后,于 60～80 ℃ 干燥 2 h。

5. 染色:包括两种方法。

(1)碱性染色法:在 72 mL 0.067 mol/L Na_2HPO_4 缓冲液中加入 28 mL 0.67 mol/L KH_2PO_4 混匀,用 10% NaOH 调溶液 pH 值至 12,加 Giemsa 原液 2 mL,混匀后,将标本染色 5 min 后取出,用水冲洗,于空气中干燥,制得 SCE 标本。

(2)紫外线照射法:把染色体标本放在 50 ℃ 的水浴锅上,盖上 2×SSC 溶液薄层,用 20 W 紫外线灯照射 30 min(距离标本 8～10 cm);照射完毕后,用蒸馏水冲去 2×SSC 溶液,再用 Giemsa 染液染色 12 min;染色结束后,用微流水冲洗,于空气中干燥,制得 SCE 标本。

6. 镜检。

【实验结果】

每份标本计数 20 个中期细胞(染色体分散较好且清晰),观察染色体两条染色单体的互换。末端交换者计为 1 个 SCE,臂内交换者计为 2 个 SCE,着丝粒区发生交换者计为 1 个 SCE。

【注意事项】

1. 碱性染色法需注意 Giemsa 原液需现用现配,并在 10 min 内染色完毕,否则染液易失效,影响效果。

2. 染色的两种方法各有其优点,实验中可根据自身条件、目的选择不同的染色方法,一般都能得到满意的 SCE 标本。

【作业与思考题】

1. 完成实验报告(含 SCE 标本图)。

2. 根据 SCE 分析技术的原理和结果,我们可以做哪些研究? 简述一个小的课题思路。

(郭　波)

实验十　性染色质(X,Y)标本的制备与观察

【实验目的】

熟悉 X 染色质和 Y 染色质的形态特征及其检查方法。

【实验原理】

正常女性核型为 46,XX。在女性间期细胞核中,紧贴核膜内缘有一个染色较深的椭圆形小体,即 X 染色质(又称 X 小体),这是女性细胞中一条 X 染色体随机失活形成的。这种失活保证了雌雄两性细胞中都只有一条有活性的染色体,使两性 X 连锁基因产物的量保持在相同水平,称为 X 染色体的剂量补偿(参考 Lyon 假说)。

正常男性核型为 46,XY。在男性间期细胞核中,可见位于细胞核边缘或核中央处有一极小的黄色荧光亮点,即 Y 染色质(又称 Y 小体)。Y 染色质大小为 $0.25\sim0.3~\mu m$,是 Y 染色体长臂特异性着色而形成的。

人的性别是由 X 染色体和 Y 染色体决定的。需要对人的性别进行鉴定时,除进行染色体核型分析和临床生殖器官的检查外,还可以通过细胞学方法,如检查间期体细胞(口腔上皮、皮肤、羊水和血细胞等)的核内染色质——X 染色质和 Y 染色质来鉴定。

【实验用物与试剂】

1. 实验用物:普通显微镜、荧光显微镜、擦镜纸、盖玻片、载玻片、15 mL 刻度离心管、牙签、吸水纸、小镊子、采血针、酒精棉球、二甲苯、香柏油、碘酒。

2. 实验试剂:乙醇溶液(90％、75％、50％)、甲醇、冰醋酸、硫堇工作液、1％结晶紫溶液、0.1 mol/L HCl 溶液、3％醋酸溶液、pH 6～6.5 磷酸缓冲液、0.5％盐酸阿的平染液、改良品红染液。

3. 试剂的配制:本次实验需要配制硫堇染液(工作液)。

(1)干液(硫堇):取硫堇 1 g 或 2 g 溶于 100 mL 50％乙醇溶液中,溶解后过滤备用。

(2)醋酸钠缓冲液:取 $CH_3COONa \cdot 3H_2O$ 9.7 g、巴比妥钠 14.7 g,溶于 500 mL 蒸馏水中。

(3)0.1 mol/L HCl 溶液。

将上述 3 种溶液按 40∶28∶32 的比例配成混合液,调节 pH 值为(5.7±0.2),即得硫堇工作液。

【实验内容与方法】

1. X 染色质的制备和观察。

(1)取材:①让受检者用水漱口数次,以尽量除去口腔内细菌或其他杂物;②用牙签钝头部或木质器具刮取受检者口内侧面的口腔黏膜上皮,弃去第一次刮到的细胞;③在同一部位连续刮取数次,将刮取物均匀涂在干净的载玻片上,切忌反复涂抹。

(2)固定:①涂片后,吹气 2 或 3 次(不可完全干燥,以免细胞死亡,要用活细胞固定),立即放入 90％乙醇溶液中固定 15～20 min;②放入 75％乙醇溶液中固定 10 min;③用蒸馏水或自来水冲洗(细流慢冲)。

(3)染色:将标本片置于改良品红染液中染色 15～20 min。

(4)镜检:①盖片,先在低倍镜(10×)下观察,可见视野中有许多单个或成堆的口腔上皮细胞,选择清楚而分散的细胞,移至视野中央,再换高倍镜仔细观察(口腔上皮细胞为多边形的扁平状细胞,细胞中央有一个被染成蓝色或紫色的圆形或椭圆形的细胞核,核周围均质部分为细胞质);②在油镜下观察细胞核内边缘形状(一般为半圆形、三角形或条带状的深染小体)。

2. Y 染色质的制片与观察。

(1)制作标本:①采血与涂片,先以碘酒、酒精棉球常规消毒食指或耳垂后,再用采血针点刺食指尖或耳垂,挤出 2 或 3 滴血于一干净的载玻片中央,用牙签将血滴涂成较厚的一层血膜(直径约 1.5 cm),晾干;②固定,加 3％的醋酸溶液数滴于血膜上,静置 15 min,其间可换液一次,使红细胞溶解;③用 pH 6～6.5 磷酸缓冲液冲洗血膜,晾干;④染色,加 0.5％盐酸阿的平染液数滴于血膜上,放置暗处静置染色 15 min(若使用阿的平片剂,则用 100 mg 溶于 10 mL 双蒸水中,染色时间为 25 min);⑤用磷酸缓冲液冲洗黄色溶液;⑥加盖玻片,在有缓冲液的情况下,用荧光显微镜进行观察。

(2)观察 Y 染色质:先在低倍镜下观察,可见许多白细胞(多为淋巴细胞)的细胞核被染成黄色;再换高倍镜,可见位于细胞核边缘或核中央处有一极小的黄色荧光亮点,即 Y 染色质(Y 小体,大小为 0.25～0.3 μm);最后,可换用油镜仔细进行观察。

【实验结果】

1. X 小体的形状或为半圆形,或为三角形,或为条带状,能显示性别差异。女性 X 小体阳性检出率为 10％～20％;男性 X 小体检出率小于 2％,且不典型。如图 1-10-1、图 1-10-2(见彩图页)所示,箭头所指即为 X 小体。

2. Y 染色质在男性白细胞的出现率可达 60％～70％。注意需要观察的细胞必须是核膜完整无缺、核质染色均匀、清晰可见的,并且核周围无细菌和其他污染物质的干扰。

【注意事项】

配制好的 pH 6～6.5 磷酸缓冲液要用黑色或茶色瓶置于冰箱中保存,有效期为 1

个月。

【作业与思考题】

1. 绘制并描述人间期细胞 X 小体。
2. 绘制并描述男性白细胞 Y 染色体。

（秦棪楠）

实验十一 小鼠骨髓细胞染色体标本的制备与观察

【实验目的】

1. 初步掌握动物骨髓细胞染色体的制备方法。

2. 了解小鼠骨髓细胞染色体的形态特点。

【实验原理】

染色体是细胞分裂时期遗传物质存在的特定形式,是有机体遗传信息的载体。对染色体进行研究,在生物进化、发育、遗传和变异中有十分重要的作用。

核型分析是以中期染色体为标准,对制作出的染色体标本进行照相以获得染色体的显微图像并将其剪裁排列,或用专用软件进行分析排列。

凡处于活跃增殖状态的细胞或者经过各种处理后,细胞就可进入分裂期,此时均可用于染色体分析。

在正常动物体内,骨髓是处于不断分裂的组织之一,此时给动物注射一定剂量的秋水仙素,可使许多处于分裂的细胞停滞于中期(秋水仙素可阻断纺锤丝微管的组装),然后采用常规空气干燥法制备染色体,即可得到大量可供分析的染色体标本。本方法简便、可靠,不需要经体外培养和无菌操作。

【实验用物与试剂】

1. 实验用物:离心管、低速离心机、吸管、牙签、剪刀、载玻片、显微镜、小鼠腿1只。

2. 实验试剂:100 μg/mL 秋水仙素溶液、0.075 mol/L KCl 溶液、Carnoy 固定液、Giemsa染液、pH 6.8 磷酸缓冲液、0.85% NaCl 溶液、0.4% KCl 溶液(低渗液)等。

【实验内容与方法】

1. 预处理:称出小鼠的体重,然后按 2～4 μg/g 体重的剂量经腹腔注射秋水仙素,3～4 h 后以颈椎脱臼法处死小鼠。

2. 取股骨:取出小鼠后肢的股骨,剔除附着的肌肉,剪去股骨两端的关节。

3. 收集细胞:①直接用手术剪将股骨剪碎于含有 5 mL 0.85% NaCl 溶液的培养皿中,反复剪碎,使骨髓细胞析出,并使溶液呈悬液状。②用吸管反复吸打细胞,使细胞团块分散,转入 2 支 1.5 mL 离心管中(注意不要将股骨碎片吸入离心管中),以 3000 r/min 离心 10 min,收集细胞,弃去上清液(可合并 2 支管内沉淀)。③加入 0.4% KCl 溶液 1 mL,轻微吸放,混匀细胞,然后将离心管在室温下低渗 20 min。④低渗结束后,在离心管中加入 0.5 mL Carnoy 固定液进行预固定,用吸管轻微混匀,可避免细胞结块,于室温下固定 5 min 后,混匀,以 2000 r/min 离心 10 min。⑤用 Carnoy 固定液重新固定。弃去上清液,沿离心管壁缓慢加入新配制的甲醇:冰醋酸(3:1)固定液 1.5 mL,用滴管小心将细胞团块打散,继续固定 10 min。⑥以 2000 r/min 离心 10 min,留少量固定液后,用滴管小心将细胞团块打散,制成均匀的细胞悬液。

4. 滴片:在干净、湿冷的载玻片上,以高距离滴 2 或 3 滴上层细胞悬液,以空气干燥法干燥,或在酒精灯上以小火烘干。需要注意的是,在滴片时要有一定的高度(大于 40 cm),以便使细胞膜破裂后染色体易于散开,并尽量使滴片上的细胞分布均匀,不发生重叠。

5. 染色和观察:以空气干燥法干燥,用滴管将配好的 Giemsa 染液滴加于含有细胞的一面,染色 10～20 min;在自来水管下用细水流冲洗数秒,冲掉染液,擦干玻片标本底面和四周,用显微镜观察和分析。需要注意的是,不要搞错含有细胞的一面,并应选择染色较好、较分散、形态清晰的细胞分裂相进行观察。

【实验结果】

绘制染色体图(小鼠骨髓细胞染色体)。

【注意事项】

对于小鼠骨髓细胞染色体标本的制作,一般包括以下几个要点。

1. 用一定剂量的秋水仙素破坏纺锤丝的形成,使细胞分裂停滞在分裂中期,并使中期染色体停留在赤道面处。

2. 应用低渗法使细胞膨胀,以至于在滴片时细胞被胀破,使细胞的染色体铺展到载玻片上。

3. 固定液要现用现配,固定需充分。

4. 空气干燥法可使细胞的染色体在载玻片上展平,经 Giemsa 染色后,便可观察到染色体的图像。

【作业与思考题】

1. 绘制显微镜下观察到的小鼠染色体图像。

2. 如镜下看不到染色体,请分析失败的原因。

(秦楸楠)

实验十二 小鼠骨髓嗜多染红细胞微核的测定法

【实验目的】

1. 了解微核实验的原理及毒理遗传学的研究意义。

2. 学习并掌握小鼠骨髓嗜多染红细胞微核测定的方法。

【实验原理】

细胞有丝分裂后期,染色体有规律地进入子细胞形成细胞核,但仍有少量染色体片段留在细胞质中,在子代细胞质中形成一个或几个次核,其染色与细胞主核一致,由于比细胞主核小而称为微核。微核形成是细胞受遗传毒物作用后的一种遗传学终点,以观察细胞中微核的形成来检测遗传毒物,称为微核实验。微核实验作为遗传毒性的检测方法,已被广泛应用于药品、化妆品、保健食品、食品添加剂等领域的毒性评价。

骨髓嗜多染红细胞微核测定是检测外来化合物对染色体损伤及致突变实验中一种常用的筛选方法。嗜多染红细胞是分裂后期的红细胞由幼年发展为成熟红细胞的一个阶段,此时红细胞的主核已排出,因细胞质内含有核糖体,故 Giemsa 染色呈灰蓝色;成熟红细胞的核糖体已消失,被染成淡橘红色。骨髓中嗜多染红细胞数量充足,由于无核,极易观察到微核,因此骨髓嗜多染红细胞成为微核实验的首选细胞群。

【实验用物与试剂】

1. 实验对象:小鼠。

2. 实验用物:显微镜、低速离心机、电子天平、清洁载玻片、染色缸、注射器、解剖器械(搪瓷解剖盘、探针、剪刀、镊子)、离心管、离心管架、磨口试剂瓶、滴管、洗耳球、量筒。

3. 实验试剂:生理盐水、小牛血清、环磷酰胺、甲醇固定液、PBS 缓冲液(pH 6.8)、Giemsa染液。

【实验内容与方法】

1. 实验对象准备:成年健康小鼠,体重 25 g 左右,雌、雄均可。

2. 环磷酰胺处理:取骨髓前 24 h,先给小鼠腹腔注入环磷酰胺,注射剂量为 100 mg/kg。

3. 提取骨髓:用损伤脊髓法处死小鼠,然后用剪刀剪开其大腿上的皮肤和肌肉,取出大腿骨,用一小块纱布来回搓干净附在骨上的肌肉碎渣;剪掉股骨两端膨大的关节头,然后用注射器吸取 5 mL 生理盐水,插入股骨一端,将骨髓细胞冲洗至 10 mL 的离心管中。可重复冲洗多次,直至骨髓腔呈白色。

4. 离心:将所获得的细胞悬浮液以 1000 r/min 离心 10 min,吸去上清液,在沉淀物中加入 2 滴灭活的小牛血清,制成细胞悬液。

5. 涂片:滴 1 滴悬液于载玻片的一端,按常规方法涂片,在空气中晾干。

6. 固定:将晾干的载玻片放入甲醇固定液中 10 min,取出晾干。

7. 染色:将载玻片平放在玻璃板上,用 Giemsa 染液染色 15 min,用流水冲洗后晾干,即可镜检。

8. 观察:嗜多染红细胞为年幼红细胞,呈灰蓝色,略大于红细胞(淡橘红色);其微核多呈圆形和椭圆形,被染为蓝紫色或紫红色。

【实验结果】

每只小鼠骨髓涂片标本计数 1000～2000 个嗜多染红细胞,并计算含微核的嗜多染红细胞数(若一个嗜多染红细胞中出现两个或两个以上微核,仍按照一个有微核的嗜多染红细胞计数),计算嗜多染红细胞微核率。

按 100 mg/kg 体重的剂量给小鼠腹腔注射环磷酰胺,其嗜多染红细胞微核率为 (48.9 ± 3.6)‰。正常小鼠嗜多染红细胞微核率为 5‰ 以下,超过 5‰ 为异常。

【注意事项】

1. 涂片不要过厚或过薄,以免影响实验结果。

2. 宜选择分布均匀、疏密适度、形态完整、染色效果好的区域进行镜检。

【作业与思考题】

小鼠骨髓嗜多染红细胞微核测定的原理和意义是什么?

(杨　娟　张保军)

实验十三　荧光原位杂交实验

【实验目的】

1. 了解荧光原位杂交实验的基本原理。
2. 掌握荧光原位杂交技术的操作方法。

【实验原理】

核酸原位杂交技术利用被标记的核酸探针与靶 DNA 或 RNA 杂交,形成杂交体,从而对 DNA 或 RNA 进行定位和相对定量分析。标记物可以选择荧光染料、生物素、地高辛等。如果用荧光标记的探针进行杂交,则称为荧光原位杂交(fluorescence in situ hybridization,FISH)。FISH 技术具有较高的特异性及敏感性,利用 FISH 技术能够直观地观察到 DNA 扩增、染色体易位和缺失以及染色体数目的改变,常用于基因定位、定量、染色体畸变等方面的研究,被广泛应用于遗传病诊断、病毒感染分析、产前诊断、肿瘤遗传学和基因组研究等许多领域。FISH 技术的基本流程包括探针标记、探针的变性、样本变性、杂交和荧光信号采集。

【实验用物与试剂】

1. 实验用物:荧光显微镜、保温箱、人外周血淋巴细胞染色体标本片。
2. 实验试剂:FITC 标记的 C - MYC 基因探针、PE 标记的着丝粒探针、KCl、NaCl、NaOH、柠檬酸钠、甲醇、乙醇、甲酰胺、蛋白酶 K、RNA 酶、NP - 40、Tris 等。
3. 试剂的配制:具体如下。

(1)低渗液:0.075 mol/L KCl。

(2)固定液:甲醇:冰乙醇=3∶1。

(3)复性液(2×SSC):称取 17.53 g NaCl 和 8.82 g 柠檬酸钠,加蒸馏水至 1000 mL(用 10 mol/L NaOH 调 pH 值至 7.0)。

(4)变性液(70%去离子甲酰胺/2×SSC):35 mL 甲酰胺,15 mL 2×SSC。

(5)100×RNA 酶:浓度为 10 mg/mL(10 μg/μL),使用时稀释至 0.10 mg/mL。

(6)蛋白酶 K:浓度为 20 μg/mL。

(7)TBS(0.05 mol/L,pH 7.4):取 Tris(三羟甲基胺基甲烷)6.05 g、NaCl 8.75 g,加蒸馏水 750 mL,搅拌时滴加浓 HCl 至 pH 值为 7.4,再加蒸馏水定容至 1000 mL。

【实验内容与方法】

1. 老化及杂交。

(1)RNase A 消化:在每张玻片上加 30 μL 0.10 mg/mL RNA 酶(将 10 mg/mL 的 RNase A 储存液稀释 100 倍),盖上封口膜,置于 37 ℃湿盒中孵育 1 h。

(2)于室温下 2×SSC 中洗涤 1 次,每次 5 min。

(3)老化:在预热到 37 ℃的 2×SSC(含 0.1% NP-40)中老化 30 min。

(4)蛋白酶 K 消化:将 20 μg/mL 的蛋白酶溶液用 TBS 缓冲液稀释 100 倍,至终浓度为 0.2 μg/mL,滴加到玻片上,于 37 ℃消化 10 min。

(5)用 TBS 缓冲液洗涤 2 次,每次 2 min。

(6)梯度乙醇脱水:依次于 70%、90% 和 100% 的梯度乙醇中依次脱水,每缸 1 min,晾干。

(7)样本变性:滴加变性液于玻片上,盖膜,于 75 ℃变性 8 min。

(8)在样本变性的同时,配制探针杂交液(按探针∶杂交液=1∶40 配制),于 75 ℃变性 8 min。

(9)将玻片依次于 70%、90% 和 100% 的梯度乙醇中依次脱水,每缸 1 min。

(10)滴加探针杂交液于玻片上,盖膜,密闭封片(无气泡、无空隙),于 37 ℃避光杂交 48 h。

2. 洗涤、衬染、封片、采图。

(1)53 ℃预热 2×SSC,将玻片在其中浸洗 5 min。

(2)42 ℃预热 0.1% NP-40/2×SSC,将玻片在其中浸洗 5 min。

(3)42 ℃预热 2×SSC,将玻片在其中浸洗 5 min。

(4)滴加 DAPI 到玻片上,避光衬染 10 min。

(5)用 PBS 缓冲液洗 3 次,每次 3 min。

(6)用抗荧光衰减封片剂封片。

(7)使用荧光显微镜观察,采图。

【实验结果】

在 DAPI/PE 滤光镜激发下观察细胞的荧光杂交信号,用 FISH 分析软件计数细胞和采集图像。每例分析 100~200 个间期细胞核细胞(重叠、破损、未去除细胞质和杂交信号微弱的细胞核不计入其中)。

【注意事项】

1. 该实验操作适用于细胞滴片。

2. 靶 DNA 的变性应与探针变性同步进行,完成后尽快进行杂交。

【作业与思考题】

根据实验结果判断 FISH 分析的目的基因是否存在基因扩增或缺失。

(陈妍珂)

第二部分 分子遗传学实验

实验一 真核生物组织及细胞基因组 DNA 提取

【实验目的】

1. 熟悉真核 DNA 提取的方法和原理。
2. 掌握真核生物基因组的结构及特点。

【实验原理】

真核生物的一切有核细胞(包括培养细胞)都能用来制备基因组 DNA。真核生物的 DNA 是以染色体的形式存在于细胞核内,因此制备 DNA 的原则是既要将 DNA 与蛋白质、脂类和糖类等分离,又要保持 DNA 分子的完整。提取 DNA 的一般过程是将分散好的组织细胞在含 SDS(十二烷基硫酸钠)和蛋白酶 K 的溶液中消化分解蛋白质,再用酚和氯仿/异戊醇抽提分离蛋白质,将得到的 DNA 溶液经乙醇沉淀,使 DNA 从溶液中析出。

蛋白酶 K 的重要特性是能在 SDS 和 EDTA(乙二胺四乙酸二钠)存在的情况下保持很高的活性。在匀浆后提取 DNA 的反应体系中,SDS 可破坏细胞膜、核膜,并使组织蛋白与 DNA 分离,EDTA 则抑制细胞中 DNase 的活性;而蛋白酶 K 可将蛋白质降解成小肽或氨基酸,使 DNA 分子完整地分离出来。

【实验用物与试剂】

1. 实验用物:恒温水浴锅、高压灭菌锅、台式离心机、移液器、玻璃匀浆器、无菌离心管、无菌吸头。
2. 实验试剂:细胞或组织裂解缓冲液、蛋白酶 K、TE 缓冲液(pH 8.0)、酚:氯仿:异戊醇(25:24:1)、7.5 mol/L 乙酸铵、异丙醇、无水乙醇、70%乙醇、灭菌水、双蒸水。
3. 试剂的配制:具体如下。
(1)细胞裂解缓冲液:

Tris(pH 8.0)   100 mmol/L

EDTA(pH 8.0)   500 mmol/L

NaCl	20 mmol/L
SDS	10%
RNase	20 μg/mL

（2）蛋白酶 K：称取 20 mg 蛋白酶 K，溶于 1 mL 灭菌的双蒸水中，于 -20 ℃ 备用。

（3）TE 缓冲液（pH 8.0）：即 10 mmol/L Tris - HCl，含 1 mmol/L EDTA，pH 8.0，高压灭菌，于室温贮存。

【实验内容与方法】

1. 取新鲜或冰冻动物组织块 100 mg(0.5 cm³)，尽量将其剪碎，置于玻璃匀浆器中，加入 1 mL 的细胞裂解缓冲液匀浆至见不到组织块，转入 1.5 mL 离心管中，加入蛋白酶 K(500 μg/mL)20 μL，混匀；在 65 ℃ 恒温水浴锅中水浴 30 min，也可转入 37 ℃ 恒温水浴锅中水浴 12～24 h，间歇振荡离心管数次；于台式离心机中以 12000 r/min 离心 5 min，取上清液，注入另一离心管中。

2. 加 2 倍体积的异丙醇，倒转混匀后，可以看见丝状物，用 100 μL 吸头挑出，晾干；再用 200 μL TE 缓冲液重新溶解（可进行 PCR 反应，需要进一步纯化的按下列步骤进行）。

3. 加等量的酚、氯仿、异戊醇，振荡混匀，以 12000 r/min 离心 5 min。

4. 取上层溶液移至另一管，加入等体积的氯仿和异戊醇，振荡混匀，以 12000 r/min 离心 5 min。

5. 取上层溶液移至另一管，加入 1/2 体积的 7.5 mol/L 乙酸铵，加入 2 倍体积的无水乙醇，混匀后，于室温沉淀 2 min，以 12000 r/min 离心 10 min。

6. 小心倒掉上清液，将离心管倒置于吸水纸上，将附于管壁上的残余液滴除掉。

7. 用 1 mL 70% 乙醇洗涤沉淀物 1 次，以 12000 r/min 离心 5 min。

8. 小心倒掉上清液，将离心管倒置于吸水纸上，将附于管壁上的残余液滴除掉，室温干燥。

9. 加 200 μL TE 缓冲液重新溶解沉淀物，然后置于 4 ℃ 或 -20 ℃ 保存备用。

【注意事项】

1. 选择的实验材料要新鲜，尽量简化操作步骤，缩短提取过程。

2. 减少化学因素对核酸的降解（如过量酸、碱）；减少物理因素对核酸的降解，如机械剪切力（强烈震荡、渗透压急剧改变、反复冻融）和高温；防止核酸的生物降解（核酸酶的预防）。

3. 在加入细胞裂解缓冲液前，细胞必须均匀分散，以减少 DNA 团块形成。

4. 提取的 DNA 不易溶解：不纯，含杂质较多；加入的溶解液太少使浓度过大；沉淀物太干燥，也可使溶解变得很困难。

5. 分光光度分析 DNA 的 $OD_{260}/OD_{280} \approx 1.8$，说明提取纯度较好；若低于 1.7，说明

提取的 DNA 中残留有蛋白质、酚污染,可用酚、氯仿继续抽提;若大于 1.9,说明有 RNA 污染或 DNA 链断裂。

6. 酚/氯仿/异戊醇抽提后,其上清液太黏、不易吸取:含高浓度的 DNA,可加大抽提前缓冲液的量,或减少所取组织的量。

【作业与思考题】

1. 简述真核基因组结构的特点。
2. 如何从动物组织中提取基因组 DNA,简述其原理。

(牛银波)

实验二 组织及细胞中的 RNA 提取

【实验目的】

熟悉组织及细胞 RNA 提取的方法和原理。

【实验原理】

RNA 是核酸,具有较好的水溶性。提取 RNA 首先要破碎细胞,然后用提取液将 RNA 溶出,反复抽提以去除蛋白质,加入乙醇沉淀 RNA,将 RNA 沉淀溶解备用。

本实验常用的试剂为 Trizol。该试剂可以破坏细胞,使 RNA 释放出来的同时,可使 RNA 酶变性失活,以保护 RNA 的完整性。Trizol 的主要成分为异硫氰酸胍、酚和 β-巯基乙醇。异硫氰酸胍属于解偶剂,是一类强力的蛋白质变性剂,可溶解蛋白质,并使蛋白质二级结构消失、细胞结构降解、核蛋白迅速与核酸分离。提取中加入氯仿,主要用处是用来分相,加速有机相和水相的分层,上层为水相,pH 值为 5.1 左右,只有 RNA 分子留在水相,DNA 分子则沉淀在酚与溶液的界面。加入异丙醇,主要沉淀大分子 rRNA 和 mRNA。最后,加入乙醇主要是洗涤异丙醇,也可以溶解一部分蛋白,以去除杂质。

判断 RNA 的质量主要有两个标准,一是完整性(是否被降解),二是纯度。RNA 的完整性主要通过电泳分析来阐明。未降解的总 RNA 电泳时,在凝胶中会出现 28S、18S 和 5S rRNA 对应的条带,如果有 DNA 污染,则在 RNA 条带后会发现基因组 DNA 对应的条带。RNA 的纯度可以通过分光光度计测定的 A_{260}/A_{280} 值来判断。

【实验用物与试剂】

1. 实验用物:通风橱、研钵、冷冻台式离心机、离心管、水浴锅、移液器。

2. 实验试剂:Trizol 试剂、氯仿(分析纯)、异丙醇(分析纯)、75% 乙醇(无 RNase H_2O 配制)、PBS(1×)、液氮。

【实验内容与方法】

1. 样品处理:具体如下。

(1)贴壁培养细胞:收获细胞$(1\sim5)\times10^7$个,在去除培养液后,用预冷无菌 PBS 洗细胞 1 次,弃去上清液,再加入 1 mL Trizol 试剂裂解细胞,可用枪头吹打混匀,使细胞裂解完全,最后转移到 1.5 mL 离心管中。

(2)悬浮培养细胞:收获细胞$(1\sim5)\times10^7$个,可直接转移到 1.5 mL 离心管中,以

500 r/min离心5 min;然后用预冷无菌 PBS 洗涤1次,弃去上清液,再加入1 mL Trizol 试剂到悬浮细胞沉淀,可用枪头吹打混匀,使细胞裂解完全,最后转移到1.5 mL 离心管中。

(3)组织样品:解剖所要的组织后,先将这些组织切成小块,再取50～100 mg 组织放入盛有液氮的研钵中,用研棒磨碎,使组织呈粉末状。在研磨过程中,要不断添加液氮,使组织保持冷冻状态,最后加入1 mL Trizol 试剂裂解组织细胞,再转移到1.5 mL 离心管中。

2.RNA 提取:具体如下。

(1)在样品中加入 Trizol 试剂后,于室温放置5 min,使样品充分裂解。如不进行下一步操作,则可将样品放入－70 ℃长期保存。

(2)如果样品中含有较多蛋白、脂肪、多糖等,则以12000 r/min 离心5 min,取上清液。

(3)每1 mL Trizol 试剂加入200 μL 氯仿,振荡混匀后,于室温放置15 min,使其自然分相。注意禁用旋涡振荡器,以免基因组 DNA 断裂。

(4)于4 ℃ 12000 r/min 离心10 min 后,样品会分成3层,即黄色的有机层、中间层和无色的上层水相,RNA 主要在水相中。

(5)小心吸取上层水相,至另一个新的1.5 mL 离心管中。注意不要吸取中间界面,以免 DNA 和蛋白污染。

(6)在上清液中加入等体积冰冷的异丙醇,于－20 ℃放置1 h,以增加 RNA 沉淀。

(7)于4 ℃ 12000 r/min 离心10 min,弃去上清液,RNA 会沉淀于管底。

(8)在 RNA 沉淀中加入1 mL 75％乙醇(用无 RNase H$_2$O 配制),温和振荡离心管,悬浮沉淀。

(9)于4 ℃ 8000 r/min 离心5 min,尽量弃去上清液(可用移液器小心吸弃去上清液,注意不要吸走 RNA 沉淀)。

(10)于室温晾干(5～10 min),让最后残存的痕量乙醇挥发。注意 RNA 样品不要过于干燥,否则很难溶解。

(11)用50 μL 无 RNase 水溶解 RNA 沉淀(65 ℃促溶10～15 min)。RNA 溶液要放在－70 ℃保存。

【注意事项】

1.用 Trizol 抽提 RNA 时要戴手套(全程佩戴一次性手套)和护眼罩,并避免试剂接触皮肤和衣服,可在化学通风橱中完成操作,以避免呼吸道吸入。因皮肤经常带有细菌和霉菌,故可能污染 RNA 的抽提,并成为 RNA 酶的来源。注意培养良好的微生物实验操作习惯,预防微生物污染。

2.不能随意增加样品量或减少 Trizol 量,否则会使内源性 RNase 的抑制不完全,导致 RNA 降解。所有的操作应该在15～30 ℃的条件下完成。

【作业与思考题】

如何从动物组织中提取基因组 RNA?试简述其原理。

(牛银波)

实验三　　DNA 与 RNA 含量测定

【实验目的】

掌握 DNA 及 RNA 含量测定的方法。

【实验原理】

核苷、核苷酸及其衍生物的分子结构中的嘌呤、嘧啶碱基具有共轭双键系统,能强烈吸收 $250 \sim 280$ nm 波长处的紫外光。核酸(DNA、RNA)的最大吸收值在 260 nm 处,其吸光率以 A_{260} 表示。波长为 260 nm 时,DNA 或 RNA 的光密度 OD_{260} 不仅与总含量有关,也随构型而有差异。对标准样品来说,浓度为 1 $\mu g/mL$ 时,DNA 钠盐的 $OD_{260} = 0.02$,当 $OD_{260} = 1$ 时,dsDNA 浓度约为 50 $\mu g/mL$,ssDNA 浓度约为 37 $\mu g/mL$,RNA 浓度约为 40 $\mu g/mL$,寡核苷酸浓度约为 30 $\mu g/mL$(因底物不同而有差异)。

当 DNA 样品中含有蛋白质、酚或其他小分子污染物时,会影响 DNA 吸光度的准确测定。一般情况下,同时检测同一样品的 OD_{260}、OD_{280} 和 OD_{230},可通过计算其比值来衡量样品的纯度。纯 DNA:$OD_{260}/OD_{280} \approx 1.8$($>1.9$,表明有 RNA 污染;$<1.7$,表明有蛋白质、酚等污染)。纯 RNA:$OD_{260}/OD_{280} < 2.0$ 可能是蛋白质或酚污染所致,可以增加酚抽提;$OD_{260}/OD_{230} < 2$ 说明去盐不充分,可以再次沉淀和用 70% 乙醇洗涤。

【实验用物与试剂】

1. 实验用物:紫外分光光度计、比色皿、吸水纸、样品杯。
2. 实验试剂:DNA 或 RNA 样品、双蒸水。

【实验内容与方法】

1. 将紫外分光光度计开机,预热 10 min。
2. 用双蒸水洗涤比色皿,并用吸水纸吸干,加入 1 mL 双蒸水做空白对照校零。
3. 取 5 μL DNA 样品或 4 μL RNA 样品,加水到 1 mL,记录编号和稀释度。
4. 把样品杯放在分光光度计的比色槽上,关闭盖板。
5. 设定紫外光波长,分别测定 230 nm、260 nm、280 nm 波长处的 OD 值。
6. 计算待测样品的浓度与纯度。

【实验结果】

DNA 样品的浓度($\mu g/\mu L$):$OD_{260} \times$ 稀释倍数 $\times 50/1000$。

RNA 样品的浓度(μg/μL)：OD$_{260}$×稀释倍数×40/1000。

每 1 μL 中 DNA 或 RNA 浓度（μg）将是 OD 值的 10 倍。例如，稀释后样品在 260 nm 处 OD 值为 0.2，则原 DNA 或 RNA 样品浓度为 2 μg/μL。

注：新型分光光度计与旧式分光光度计相比，已经可以做到无须稀释样品及使用比色杯，每次仅需 1～2 μL 样品即可完成测量。

【注意事项】

1. 分光光度计测量的样品必须是均一的，所以应先将样品摇匀，无气泡后，再测量结果会更准确。

2. 样品的稀释浓度是不可忽视的因素。样品中不可避免存在的一些细小颗粒会干扰测试效果，为了最大限度地减少颗粒对测试结果的影响，要求核酸吸光值最好在 0.1～1.5 A。在此范围内，颗粒的干扰相对较小，结果稳定。

【作业与思考题】

试述 DNA 及 RNA 含量测定的方法及原理。

（牛银波）

实验四　使用聚合酶链反应技术体外扩增 DNA 片段

【实验目的】

1. 学习聚合酶链反应技术的基本原理。

2. 掌握聚合酶链反应技术的实验操作方法。

【实验原理】

聚合酶链反应(polymerase chain reaction,PCR)是一种在体外模拟生物体内 DNA 复制,通过设计特异性引物从而特异性扩增靶 DNA 序列的技术。其基本过程包括 DNA 解链(变性)、引物与模板 DNA 相结合(退火)、DNA 合成(链的延伸)。以上 3 个过程重复循环,每一个循环包括以下 3 个阶段。

1. 变性:模板双链 DNA 分子在高温(90～95 ℃)条件下变性,模板双链 DNA 分子变性解离成两条单链 DNA 分子。

2. 退火:人工合成的寡核苷酸引物在低温(50～55 ℃)条件下与单链 DNA 分子按碱基互补配对原则结合。

3. 链的延伸:在 DNA 聚合酶最合适的反应温度下(72 ℃左右),DNA 聚合酶从引物处开始以单链 DNA 为模板、4 种脱氧核糖核苷三磷酸为原料,合成与模板链碱基序列互补的新 DNA 链。

进行聚合酶链反应时,只需在试管中加入模板 DNA、PCR 引物、4 种核苷酸及适当浓度的 Mg^{2+},DNA 聚合酶就能在约 30 个循环后将靶 DNA 序列扩增百万倍以上。这种方法操作简单、快速灵敏,已广泛应用于分子生物学、基因工程以及遗传病、感染性疾病和肿瘤的基因诊断中,在指导临床治疗方面具有重要意义。

【实验用物与试剂】

1. 实验用物:PCR 扩增仪、离心管、混匀仪、离心机、移液枪、电泳仪、凝胶成像分析系统、紫外线灯、微波炉等。

2. 实验试剂:普通 PCR 试剂盒模板 DNA、引物等。

【实验内容与方法】

1. 根据"实验一 真核生物组织及细胞基因组 DNA 提取"的方法,提取真核生物组织或细胞基因组 DNA。

2. 在 0.2 mL 离心管中加入下列物质并混匀,配制成总体积为 20 μL 的聚合酶链反应体系。具体如下:

Taq DNA 聚合酶(5 U/μL)　　　　　0.1 μL

10×反应缓冲液(含 Mg^{2+})　　　　2 μL

dNTP 混合物(各 2.5 mmol/L)　　　1.6 μL

模板 DNA　　　　　　　　　　　　0.8 μL

正向引物　　　　　　　　　　　　0.8 μL

反向引物　　　　　　　　　　　　0.8 μL

双蒸水　　　　　　　　　　　　　13.9 μL

3. 将上述聚合酶链反应体系混匀后,放入 PCR 扩增仪中。聚合酶链反应的条件如下所示:

温度	时间	循环数
94 ℃	2 min	1
94 ℃	30 s	
55 ℃	30 s	35
72 ℃	1 min	
72 ℃	10 min	1

4. 检测:PCR 完成后,使用琼脂糖凝胶电泳技术对 PCR 产物进行鉴定分析。

【实验结果】

通过凝胶成像系统观察琼脂糖凝胶电泳的检测结果,将 DNA 样本与标准品对比分析。

【注意事项】

1. 设计引物序列的特异性要高。

2. 注意防止核酸的降解。

【作业与思考题】

1. 聚合酶链反应的基本原理是什么？

2. 聚合酶链反应体系包括哪些物质？

3. 运用 PCR 技术体外扩增 DNA 片段的意义是什么？

（肖　轩）

实验五　反转录聚合酶链反应

【实验目的】

1. 了解反转录 PCR 的实验原理。
2. 掌握反转录 PCR 实验中 PCR 扩增程序的设置。

【实验原理】

反转录 PCR(reverse transcription PCR,RT - PCR)或称逆转录 PCR,是聚合酶链反应的一种广泛应用的变形。其原理是提取组织或细胞中的总 RNA,以其中的 mRNA 作为模板,采用 oligo(dT)或随机引物,利用逆转录酶将其反转录成 cDNA;再以 cDNA 为模板,通过 PCR 进行 DNA 扩增,从而间接判断 RNA 的表达量。RT - PCR 使 RNA 检测的灵敏度提高了几个数量级,广泛应用于遗传病的诊断,并且可以用于定量监测某种 RNA 的含量。

【实验用物与试剂】

1. 实验用物:PCR 扩增仪,离心机,振荡混匀器,微量紫外分光光度计,纯水仪,制冰机,1.5 mL、100 μL 无菌无酶 Eppendorf 管,1000 μL、200 μL、10 μL 无菌无酶枪头,2～10 μL 移液枪,10～100 μL 移液枪,100～1000 μL 移液枪,冰盒,100 μL 试管架等。
2. 实验试剂:RNA 模板,反转录试剂盒(以 TaKaRa 反转录试剂盒 ExScript™ RT reagent Kit 为例)。

【实验内容与方法】

1. 在冰上解冻所有的反转录试剂。
2. 加入各种试剂并混匀(10 μL 体系所加量),具体见表 2 - 5 - 1。

反转录反应条件如下:42 ℃,10～15 min(反转录反应);95 ℃,2 min(反转录酶的失活反应)。

表 2 - 5 - 1　反转录体系中试剂及其用量

试剂	使用量	终浓度
5×ExScript™ Buffer	2 μL	1×
dNTP 混合液(各 10 mmol/L)	0.5 μL	各 0.5 mmol/L

续表

试剂	使用量	终浓度
Random 6 mers(100 μmol/L)×1	0.5 μL	50 pmol
ExScript™ RTase(200 U/μL)	0.25 μL	50 U
RNase Inhibitor(40 U/μL)	0.25 μL	10 U
总 RNA	×μL	
RNase Free ddH$_2$O	加至 10 μL	

【实验结果】

反转录 PCR 扩增的产物是 cDNA，如果需要定量某种 RNA 的含量，则需以 cDNA 为模板，进行实时定量 PCR 扩增，其具体结果见"实验六　实时定量 PCR"。

【注意事项】

1. 实验中所用耗材及水都需要做无菌无酶处理，以防 RNA 模板降解。

2. 反转录试剂要放置于冰上融化，不可置于室温或 37 ℃ 融化。

3. 进行反转录实验前要测量模板 RNA 的浓度，计算反应体系中需要的模板体积。

4. 不同公司的反转录试剂盒中的试剂及反转录条件略有不同，一般根据说明书操作即可。此外，说明书给的反应体系一般是 20 μL，在实际操作中，可将反应体系减半为 10 μL，所用的各种试剂按比例减少。

5. 反应体系也可按需求相应放大，10 μL 的反应体系最大可使用 500 ng 的总 RNA。

【作业与思考题】

1. 在网上任意选择一家试剂公司的反转录试剂盒，以 10 μL 体系为例，写出该反应体系的操作步骤。

2. 反转录 PCR 与普通 PCR 有哪些异同之处？

3. 如何检测 RT － PCR 产物？

（刘利英）

实验六　实时定量 PCR

【实验目的】

1. 了解实时定量 PCR 的实验原理。
2. 掌握实时定量 PCR 中 Ct 值和溶解曲线的含义。
3. 初步掌握实时定量 PCR 中结果定量分析的方法。

【实验原理】

实时定量 PCR(real-time quantitative PCR,qRT-PCR)是指在 PCR 指数扩增期间通过连续监测荧光信号的强弱来及时测定特异性产物的量,并据此判断目的基因的初始量。其应用探针的基本原理就是根据荧光共振能量转移现象(fluorescence resonance energy transfer,FRET)设计的。当一个荧光分子(报告分子)的荧光光谱与另一个荧光分子(淬灭分子)的激发光谱相重叠时,供体荧光分子自身的荧光强度衰竭,这种现象即FRET。具体探针构建的方法和原理如下。

1. 构建一段寡核苷酸探针:以 5′端标记荧光染料报告基团,以 3′端标记淬灭染料基团。当探针保持完整时,淬灭基团的靠近会通过空间上的荧光共振能力转移(FRET)而显著降低由报告染料基团发射的荧光。

2. 如果存在目标序列,探针便会在其中一个引物结合位点的下游发生退火,并随着引物的延伸,通过 Taq DNA 聚合酶的 5′核酸酶活性完成切除。

3. 探针切除会引起的结果:将报告染料基团和淬灭染料基团进行分离,增强了报告染料基团的信号;将探针从目的链上去除,使引物继续沿模板链末端延伸。因此,探针的介入并不会抑制整个 PCR 过程,如此每经过一个循环,就会有更多的报告基因染料分子从各自的探针上切断,荧光强度会随着合成的扩增片段数量的增加而增加。

实时定量 PCR 除了应用探针外,目前应用最多的是 SYBR Green Ⅰ荧光染料。其基本原理是 SYBR Green Ⅰ能非特异地掺入双链 DNA 中,该染料在游离状态下不会发出荧光,但一旦与双链 DNA 结合,便会发出荧光,荧光强度也会随着合成的双链 DNA 的增加而增加。

实时定量 PCR 主要用于基因表达、癌基因检测、诊断遗传缺失、估计病毒负荷量及评价临床治疗效果。

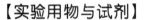

【实验用物与试剂】

1. 实验用物：实时定量 PCR 扩增仪，迷你离心机，振荡混匀器，微量紫外分光光度计，纯水仪，制冰机，1.5 mL、100 μL 无菌无酶 eppendorf 管，1000 μL、200 μL、10 μL 无菌无酶枪头，2～10 μL 移液枪，10～100 μL 移液枪，100～1000 μL 移液枪，冰盒，100 μL 试管架等。

2. 实验试剂：RNA 模板，反转录试剂盒，SYBR premix ExTaq™ II 试剂盒（试剂盒中 2×SYBR premix ExTaq™ II 属于混合试剂，含有 dNTP、Taq 酶等 PCR 所需试剂），PCR 引物，双蒸水。

【实验内容与方法】

1. 按照"实验五　反转录聚合酶链反应"的方法，首先将 RNA 逆转录成 cDNA。
2. 以 cDNA 为模板，进行实时定量 PCR 扩增（以 TaKaRa 的 SYBR premix ExTaq™ II 试剂盒为例），反应体系见表 2-6-1。

表 2-6-1　实时定量 PCR 体系中的试剂及其用量

试剂	使用量
2×SYBR premix ExTaq™ II	10 μL
Primer 1	1 μL
Primer 2	1 μL
cDNA(100 ng/μL)	1 μL
双蒸水	7 μL
合计	20 μL

反应条件：95 ℃ 30 s，95 ℃ 5 s，60 ℃ 30 s，重复 40 个循环。

【实验结果】

实时定量 PCR 结束后，系统会自动生成扩增曲线和溶解曲线。根据扩增曲线中的 Ct 值，可以相对定量模板中目的 RNA 的表达量。根据溶解曲线，可以判断产物是否是单一目的产物或产物有特异性。

1. 扩增曲线：有两种展现形式，一种是线性形式，一种是对数形式，我们通常使用线性的扩增曲线。要看懂扩增曲线，需要掌握 3 个基本概念，即基线、阈值和 Ct 值。

(1)基线：即扩增曲线中的水平部分。在反应的最初阶段，虽然产物呈指数级增长，但由于总量太少，其荧光处于背景水平，因此检测不到荧光增加。

(2)阈值：当 PCR 扩增累积了足够的扩增产物，足可以检测到荧光信号时，这个信号的值就称为阈值。在阈值的前后，PCR 的反应仍然是呈指数扩增的，故此时的 PCR 结果可靠。

（3）Ct值：指荧光信号强度达到阈值时所需要的循环数，也就是扩增曲线与阈值的交叉点。

扩增曲线分为4个阶段，即基线期、指数增长期、线性增长期和平台期。在基线期和指数增长期，扩增产物是以指数级增长的，但在基线期没有办法检测，而到了线性期和平台期之后，不同基因的扩增效率差别很大，则没有办法计算模板的含量。因此，指数增长期的Ct值就成为计算模板含量的关键值。扩增曲线如图2-6-1（见彩图页）所示。

2.溶解曲线：判断扩增产物是否具有特异性（单一性）的曲线。由于扩增的每个基因都有其相对应的溶解曲线，因此扩增几种基因就应该有几条溶解曲线，每条溶解曲线有一个峰值，这个峰值对应的是产物的解链温度，即T_m值（DNA双链解链50%时的温度）。理论上，如果PCR产物得到的是一个特异性产物，则在溶解曲线上只有一单峰，也就是只有一个T_m值。如果是多峰，那么可以判断产物不是单一的，发生了非特异扩增。一般SYBR法的目的基因T_m值在80~90 ℃，引物二聚体T_m值一般为60~75 ℃，而基因组DNA污染的峰会在90 ℃以后。出现引物二聚体可能是引物设计、引物加量等原因（也有可能是从加完反应液到上机开始PCR之间的时间过长）所致；基因组DNA考虑设计跨内含子引物或者实验之前做gDNA的消除工作。如果阴性对照有目的峰，可能就是模板污染，应注意实验操作，避免模板污染。溶解曲线如图2-6-2（见彩图页）所示。

3.结果分析：具体如下。

（1）半定量（相对定量）分析：用来确定不同处理的样本中目的转录本（RNA）之间的表达差异或目的转录本在不同时相的表达差异，也就是倍数差异。半定量分析方法多用$2^{-\Delta\Delta Ct}$方法计算。计算前，需选定校准组（一般对照组为校准组），根据实验的扩增曲线，依次列出实验组目的基因和内参基因的Ct值，分别标记为Ct(target,test)和Ct(ref,test)；校准组目的基因和内参基因的Ct值分别标记为Ct(target,con)和Ct(ref,con)。具体计算步骤如下：

1）$\Delta Ct(test) = Ct(target,test) - Ct(ref,test)$。

2）$\Delta Ct(con) = Ct(target,con) - Ct(ref,con)$。

3）$\Delta\Delta Ct = \Delta Ct(test) - \Delta Ct(con)$。

4）计算$2^{-\Delta\Delta Ct}$。

$2^{-\Delta\Delta Ct}$结果的含义是指实验组相对于对照组目的基因表达的倍数差异。$2^{-\Delta\Delta Ct}$值大于等于2或小于等于0.5有统计学意义，分别代表相对于对照组或校准组，实验组目的基因的表达量上调2倍及以上或下调1/2及以下。

（2）绝对定量分析：用于确定某个样品中目的基因的拷贝数。绝对定量需要已知浓度的模板做标准曲线。绝对定量是通过样品的Ct值和标准曲线进行比较而得出的，在实验中不常用到，因此不做详细介绍。绝对定量分析的结果是给出样品中目的基因的拷贝数。

【注意事项】

1.实时定量PCR引物设计至关重要，产物长度最好在100~250 bp。

2. 反转录 PCR 的注意事项同"实验五 反转录聚合酶链反应"。

3. 实时定量 PCR 在扩增目的基因的同时,必须要扩增管家基因,如 *GAPDH*、*β-actin* 等。

4. 实时定量 PCR 的结果分析有绝对定量和相对定量,大多情况下用的是相对定量分析方法。

【作业与思考题】

1. 实时定量 PCR 结果中 Ct 值和溶解曲线的意义是什么?

2. 以管家基因 *GAPDH* 为例,用 Primer 5 或其他软件设计实时定量 PCR 引物。

3. 实时定量 PCR 和反转录 PCR 都是检测 RNA 水平的基因表达,二者有何区别?

(刘利英)

实验七　DNA 序列测定

【实验目的】

1. 了解常规 DNA 序列分析技术(Sanger 双脱氧法)的原理。
2. 掌握 DNA 文库的构建方法。

【实验原理】

核酸分子是生命的遗传载体,核酸序列的改变意味着生物学信息的改变。因此,核酸序列的测定是研究其结构与功能的前提。在分子遗传学研究中,DNA 的序列分析是一项最基础的课题,可为临床疾病的分子诊疗提供最为精确的判定依据。

第一代测序技术以 Sanger 等人(1977 年)发明的双脱氧链末端终止法应用最为广泛。该技术的序列测定由 4 个独立的反应构成,每个反应除了含有正常扩增所需的 4 种脱氧核苷酸(dNTP)外,还限量掺入了一种特定的双脱氧核苷酸(ddNTP)。由于 ddNTP 缺乏延伸所需要的 $3'-OH$ 基团,一旦有 ddNTP 掺入新合成的 DNA 链中,扩增过程随之终止。通过调整 ddNTP 和 dNTP 的相对浓度,可以使反应得到一组长几百至几千碱基的链终止产物。它们具有共同的起始点,但终止在不同的核苷酸上,通过高分辨率变性凝胶电泳分离大小不同的片段,从而获得 DNA 序列。

尽管第一代 DNA 测序技术以 1000 bp 的测序读长、99.999% 的高准确性帮助人们完成了大量的测序工作,但其序列分析以合成终止为代价,因此该技术存在测试速度慢、成本高、通量低等缺点。在第一代测序技术的基础上,科研人员创新性地引入了带有可逆终止末端的寡核苷酸,开发出了以边合成边测序为特征的第二代测序技术(next-generation sequencing,NGS),或称为高通量测序技术(high-throughput sequencing,HTS)。第二代测序技术在 DNA 复制过程中通过捕捉新添加的 ddNTP 所携带的特殊标记(一般为荧光分子标记)来确定寡核苷酸的碱基信息(即 DNA 序列),同时自动恢复 $3'-OH$ 基团,使合成得以继续进行。第二代测序技术以低成本、具有 99% 以上的准确度、一次可对几百上千个样本的几十万至几百万条 DNA 分子同时进行快速测序分析为特征,在分子生物学实验中得到了广泛应用。

由于在第二代测序技术中单个 DNA 分子必须扩增形成由相同序列 DNA 组成的分子簇来增强荧光信号强度,从而读取荧光信息,随着目的片段增长,DNA 分子簇复制的协同性降低,导致荧光信号质量下降,这也严格限制了第二代测序的读长(不超过500 bp)。因此,第二代测序文库构建前需要将目的片段打断成小片段,测序完毕后,再使用生物信息学方法进行拼接。随着生物科技的发展,以单分子测序为特征的第三代测序技术正在蓬勃发展。目前,商用测序技术仍以成熟的第二代测序技术为主,主要代表有 Roche 公司的 454 平台、Illumina 公司的 Solexa 平台、ABI 公司的 SOLID 平台以及我国华大基因公司的 MGISEQ 平台。本实验主要介绍采用试剂盒构建测序文库的基本步骤,上机测序工作则由测序公司完成。

【实验用物与试剂】

1. 实验用物:台式冷冻高速离心机、PCR 仪、移液器、去离子水等。

2. 实验试剂:具体如下。

(1)测序模板:可以是 PCR 产物、单链 DNA 或质粒 DNA 等。

(2)引物:需根据所要测定的 DNA 片段设计正向或反向引物。

(3)DNA 文库构建试剂盒(VAHTS Universal DNA Library Prep Kit)。

【实验内容与方法】

1. DNA 末端补平。

(1)将试剂盒提供的 End Prep Mix 4 解冻后,颠倒混匀,于灭菌 PCR 管中配制如下反应体系:15 μL End Prep Mix 4、适量体积 Input DNA,用双蒸水补齐至 65 μL。

(2)使用移液器轻轻吹打混匀(请勿振荡混匀),并短暂离心,将反应液收集至管底。

(3)将 PCR 管置于 PCR 仪中,进行下述反应:热盖,预热至 105 ℃;20 ℃,15 min;65 ℃,15 min;于 4 ℃保存。

2. 将末端连接 Adapter。

(1)根据 Input DNA 量将 Adapter(试剂盒提供)稀释至合适浓度。

(2)将 Rapid Ligation buffer(试剂盒提供)解冻后,颠倒混匀,置于冰上备用。

(3)在 End Preparation 步骤 PCR 管中配制如下反应体系(总计 100 μL):65 μL End Preparation 产物、25 μL Rapid Ligation buffer 2、5 μL Rapid DNA ligase、5 μL DNA Adapter X。

(4)使用移液器轻轻吹打混匀(请勿振荡混匀),并短暂离心,将反应液收集至管底。

(5)将 PCR 管置于 PCR 仪中,进行下述反应:热盖,预热至 105 ℃;20 ℃,15 min;于 4 ℃保存。反应结束后,使用 VAHTS DNA Clean Beads 对反应产物进行纯化。

3. Adapter Ligation 产物的 PCR 扩增。

(1)将 PCR Primer、VAHTS HiFi Amplification Mix(试剂盒提供)解冻后,颠倒混匀,于灭菌 PCR 管中配制如下反应体系(总计 50 μL):20 μL 纯化过的 Adapter Ligation 产物、5 μL PCR Primer Mix(试剂盒提供)、25 μL VAHTS HiFi Amplification Mix(试剂盒提供)。

(2)使用移液器轻轻吹打混匀(请勿振荡混匀),并短暂离心,将反应液收集至管底。

(3)将 PCR 管置于 PCR 仪中,进行下述反应:95 ℃,3 min;98 ℃,20 s;60 ℃,15 s;

72 ℃,30 s;进行 35 个循环;72 ℃,5 min;于 4 ℃保存。反应结束后,可进行长度分选,或直接使用 VAHTS DNA Clean Beads 对反应产物进行纯化。

4. 上机操作与序列分析。

(1)文库质量控制及上机操纵:均由测序公司完成。

(2)仪器会自动进行序列分析,并提供测序报告。测序报告通常为一份彩色图谱,可根据用户要求进行序列比较。

【实验结果】

测序实验结果如图 2-7-1(见彩图页)所示。

【注意事项】

1. 受样本、方案、设备、操作等诸多因素影响,文库构建流程参数可能需要根据实际情况进行调整。

2. 作为测序用户来说,只需要提供纯化好的 DNA 样品和引物。Input DNA 的纯度一般是 A_{260}/A_{280} 为 1.6~2.0,最好用去离子水或三蒸水溶解 DNA,不用 TE 缓冲液溶解,因为 Input DNA 制备过程中若带入高浓度金属离子螯合剂或其他盐,可能会影响 End Preparation 步骤的效率。

3. 为保证测序更为准确,可设计反向引物对同一模板进行测序,以相互印证。

【作业与思考题】

测序报告的生物信息学分析有哪些内容?

(刘颖勋)

实验八　质粒 DNA 的提取

【实验目的】

1. 掌握碱裂解法提取质粒 DNA 的方法。
2. 了解质粒 DNA 提取的原理和其他方法。
3. 了解不同构型的质粒 DNA 在琼脂糖凝胶电泳中泳动速度的差异。

【实验原理】

质粒是携带外源基因进入细菌中扩增或表达的重要媒介,这种基因运载工具在基因工程中的应用非常广泛,要从细菌中获得质粒 DNA,需要运用质粒提取的方法。提取质粒 DNA 的方法有很多种,从提取产量上可分为微量提取、中量提取、大量提取;从使用仪器上可分为一般提取和试剂盒方法提取;从具体操作方法上可分为碱裂解法、煮沸法、牙签法等。各种不同的方法各有其优缺点,根据不同的实验目的,可以采用合适的提取方法。本次实验主要介绍碱裂解法的原理和煮沸法的原理。

1. 碱裂解法的原理:根据共价闭合环状 DNA 与线性 DNA 的拓扑学结构差异来分离。在强碱环境下,细菌的细胞壁和细胞膜被破坏,基因组 DNA 和质粒 DNA 被释放出来,线性 DNA 双螺旋结构被破坏,从而发生变性。虽然在强碱条件下共价闭合环状质粒 DNA 也会发生变性,但两条链仍会互相盘绕,并紧密地结合在一起,当加入 pH 4.8 的乙酸钾缓冲液使 pH 恢复中性时,共价闭合环状质粒 DNA 复性快,而线性的染色体 DNA 复性缓慢,细菌蛋白质、破裂的细胞壁和变性的染色体 DNA 会相互缠绕成大型复合物,后者被十二烷基硫酸盐包盖,当钾离子取代钠离子时,复合物会从溶液中有效地沉淀下来,离心去除变性剂后,就可以从上清液中回收复性的质粒 DNA。

2. 煮沸法的原理:将细菌悬浮于含有 Triton X - 100 和能消化细胞壁的溶菌酶缓冲液中,然后加热到 100 ℃使其裂解。加热除了能破坏细胞壁外,还有助于解开 DNA 链的碱基配对,并使蛋白质和染色体变性。但是,闭环质粒 DNA 不会分离,这是因为它们的磷酸二酯骨架具有相互缠绕的拓扑结构,当温度下降后,闭环 DNA 的碱基又各自就位,形成超螺旋分子,离心除去变性的染色体和蛋白质,就可以从上清液中回收质粒 DNA。煮沸法对于小于15 kb 的小质粒很有效,可用于提取小至 1 mL、多至 250 mL 菌液的质粒,并且对大多数的大肠杆菌菌株都适用。

【实验用物与试剂】

1. **实验用物**:离心机、振荡混匀器、eppendorf 管、移液枪、无菌枪头、滤纸、冰盒、试管架、无菌牙签等。

2. 实验试剂:溶液Ⅰ、溶液Ⅱ、溶液Ⅲ、酚-氯仿(1∶1)、无水乙醇、TE缓冲液等。

3. 试剂的配制:溶液Ⅰ、溶液Ⅱ、溶液Ⅲ的配制方法如下。

(1)溶液Ⅰ:50 mmol/L 葡萄糖,25 mmol/L Tris - HCl(pH 8.0),10 mmol/L EDTA (pH 8.0)。称取葡萄糖 0.991 g、Tris Base 0.303 g、EDTA - Na$_2$ 0.372 g,溶于 85 mL 双蒸水中,用盐酸调 pH 值为 8.0,定容至 100 mL,经高压灭菌后,于 4 ℃保存。

(2)溶液Ⅱ:0.2 mol/L NaOH,1% SDS。吸取 10 mol/L NaOH 2 mL、10% SDS 10 mL,加灭菌的双蒸水 88 mL,密封保存,防止因 CO$_2$ 进入而改变溶液的 pH 值。

(3)溶液Ⅲ:5 mol/L 乙酸钾 60 mL,冰乙酸 11.5 mL,灭菌的双蒸水 28.5 mL。称取乙酸钾 29.44 g,溶于灭菌的双蒸水 60 mL 中,量取冰乙酸 11.5 mL,补水至终体积为 100 mL,于 4 ℃保存。

【实验内容与方法】

1. 煮沸法:具体如下。

(1)将 1.5 mL 细菌培养液倒入 eppendorf 管中,于 4 ℃下 12000 r/min 离心 30 s。

(2)弃去上清液,将 eppendorf 管倒置于滤纸上几分钟,使液体流尽。

(3)将菌体沉淀悬浮于 350 μL STET 溶液中,涡旋混匀。

(4)加入 25 μL 新配制的溶菌酶溶液(10 mg/mL),涡旋振荡 3 s。

(5)将 eppendorf 管放入沸水浴中,50 s 后立即取出。

(6)用微量离心机于 4 ℃下 12000 r/min 离心 10 min。

(7)用无菌牙签从 eppendorf 管中去除细菌碎片。

(8)在上清液中加入 40 μL 2.5 mol/L 乙酸钠(pH 5.2)和 420 μL 异丙醇,振荡混匀,于室温下放置 5 min。

(9)用微量离心机于 4 ℃下 12000 r/min 离心 5 min,回收核酸沉淀。

(10)加入 1 mL 70% 乙醇,于 4 ℃下 12000 r/min 离心 2 min,轻轻地吸去上清液。

(11)用 20 μL TE 缓冲液(pH 8.0,含 20 μg/mL RNaseA)溶解沉淀,贮存于 -20 ℃。

2. 碱裂解法:具体如下。

(1)将 1.5 mL 细菌培养液倒入 1.5 mL eppendorf 管中,于 4 ℃下 12000 r/min 离心 30 s。

(2)弃去上清液,将 eppendorf 管倒置于滤纸上数分钟,使液体流尽。

(3)将菌体沉淀重悬浮于 100 μL 溶液Ⅰ中(需剧烈振荡),于室温下放置 5~10 min。

(4)加入新配制的溶液Ⅱ 200 μL,盖紧管口,快速温和颠倒 eppendorf 管数次,以混匀内容物(注意千万不要振荡),冰浴 5 min。

(5)加入 150 μL 预冷的溶液Ⅲ,盖紧管口,并倒置 eppendorf 管,温和振荡 10 s,使沉淀混匀;冰浴 5~10 min,于 4 ℃下 12000 r/min 离心 5~10 min。

(6)将上清液移入干净的 eppendorf 管中,加入等体积的酚-氯仿(1∶1),振荡混匀,于 4 ℃下 12000 r/min 离心 5 min。

(7)将水相移入干净的 eppendorf 管中,加入 2 倍体积的无水乙醇,振荡混匀后,置于 −20 ℃冰箱中 20 min,然后于 4 ℃下 12000 r/min 离心 10 min。

(8)弃去上清液,将管口敞开,倒置于滤纸上,使所有液体流出,加入 1 mL 70％乙醇洗沉淀 1 次,于 4 ℃下 12000 r/min 离心 5～10 min。

(9)吸除上清液,将 eppendorf 管倒置于滤纸上,使液体流尽,真空干燥 10 min 或室温干燥。

(10)将沉淀溶于 20 μL TE 缓冲液(pH 8.0,含 20 μg/mL RNaseA)中,储于 −20 ℃冰箱中。

【实验结果】

质粒 DNA 提取后,需要做琼脂糖凝胶电泳进行结果鉴定。一般提取出的质粒 DNA 有 3 种构型,分别是超螺旋构型、线性型及环状构型。在琼脂糖凝胶电泳中,泳动最快的是超螺旋构型,线性型次之,环状构型最慢。因此,在琼脂糖凝胶电泳的结果中看到 1～3 条带都属正常,多条带说明提取出的质粒具有不同的构型;如果是单条带,则说明提取出的质粒 DNA 只有 1 种构型。图 2-8-1 是质粒 DNA 的琼脂糖凝胶电泳示意图。

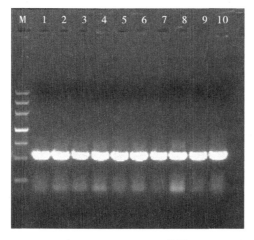

M 为 DNA marker;1～10 为样品。

图 2-8-1　质粒 DNA 琼脂糖凝胶电泳分析图

【注意事项】

1. 煮沸法:具体如下。

(1)对于大肠杆菌,可从固体培养基上挑取单个菌落,直接进行煮沸法,提取质粒 DNA。

(2)煮沸法中添加溶菌酶有一定限度,浓度高时,细菌裂解效果反而不好,有时不用溶菌酶也能溶菌。

(3)提取的质粒 DNA 中会含有 RNA,但 RNA 并不会干扰进一步实验,如限制性内切酶消化、亚克隆及连接反应等。

2. 碱裂解法:具体如下。

(1)提取过程应尽量保持低温。

(2)提取质粒 DNA 的过程中除去蛋白很重要,采用酚-氯仿(1∶1)去除蛋白效果较单独用酚或氯仿好,要将蛋白尽量除干净,需多次抽提。

(3)沉淀 DNA 通常使用冰乙醇,在低温条件下,放置时间稍长可使 DNA 沉淀完全。沉淀 DNA 也可用异丙醇(一般使用等体积),且沉淀完全、速度快,但常把盐也沉淀下来,所以多数还是用乙醇。

【作业与思考题】

1. 质粒 DNA 的构成元件有哪些?绘制通用型质粒图谱。

2. 质粒 DNA 能够从细菌基因组 DNA 中分离出来的原理是什么?

3. 质粒 DNA 的用途有哪些?

(刘利英)

实验九　重组质粒的转化及阳性克隆的鉴定

【实验目的】

1. 学习 $CaCl_2$ 法制备大肠杆菌感受态细胞的技术。

2. 了解细胞转化的概念及其在分子生物学研究中的意义。

3. 掌握质粒 DNA 转化大肠杆菌的方法，了解转化的条件和利用抗性及蓝白筛选法筛选阳性克隆的原理。

【实验原理】

重组质粒的转化是指将外源质粒导入原核细胞的过程。细菌处于容易接受外源 DNA 的状态，称为感受态。经过一些特殊方法（如 TSS、$CaCl_2$ 等化学试剂）处理后，细胞膜的通透性会发生变化，成为能允许外源 DNA 的载体分子通过的感受态细胞（competent cell）。制备成功的感受态细胞是重组 DNA 转化细菌技术的关键。

质粒是否成功导入大肠杆菌以及导入大肠杆菌的质粒是否就是我们的目标重组质粒，需要进行阳性克隆筛选。由于质粒载体具有氨苄西林（ampicillin，Amp）抗性，因此在加有 Amp 的培养板上，只有成功转化的大肠杆菌才能存活。然而，成功转化大肠杆菌的质粒是空质粒还是重组质粒还需要采用蓝白筛选法来鉴定。该方法又叫 β-半乳糖苷酶显色法，广泛用于检查克隆是否成功。在该方法中，将外源 DNA 克隆到含有编码 α-半乳糖苷酶功能性亚基的 lacZα 序列的载体中，多克隆位点位于 lacZα 序列内，由于 α-肽（β-半乳糖苷酶）的活性保持完整，空载体会产生蓝色菌落，筛选板中提供的无色 X-Gal（乳糖类似物）会被 β-半乳糖苷酶水解形成蓝色颜料（5,5'-二溴-4,4'-二氯-靛蓝），如果载体含有破坏 lacZα 序列的 DNA 插入片段，则 α 肽不会被表达，X-Gal 也不会被水解。因此，如果存在外源 DNA，则菌落将是白色的。

【实验用物与试剂】

1. 实验用物：高压灭菌锅、大型超速离心机、恒温水浴锅、1.5 mL 无菌 eppendorf 管、试管、锥形瓶、无菌的聚丙烯管、接种环、无菌牙签和涂布棒。

2. 实验试剂：$CaCl_2$ 溶液、20% IPTG（异丙基-β-D-硫代半乳糖苷）溶液、2% X-Gal（5-溴-4-氯-3-吲哚基-β-D-半乳糖苷）溶液、氨苄西林溶液（50 mg/mL）、LB（Luria-Bertani）液体培养基、含氨苄西林的 LB 固体培养基、LB 顶层琼脂和质粒 DNA、去离子水等。

3. 试剂的配制:具体如下。

(1)CaCl$_2$溶液:将 CaCl$_2$ 粉末溶于 1 L 去离子水中(终浓度为 100 mmol/L),进行高压灭菌。

(2)LB 液体培养基:取胰化蛋白胨 10 g、酵母提取物 5 g、氯化钠 5 g、5 mol/L 氢氧化钠 0.2 mL,加去离子水至 1 L。

(3)20% IPTG 溶液:将 2 g IPTG 溶解于 8 mL 去离子水中,制备 20%的 IPTG 溶液,用去离子水定容至 10 mL,用 0.22 μm 过滤除菌。每支试管分装 1 mL,于−20 ℃储存。

(4)2% X-Gal 溶液:将 X-Gal 以 20 mg/mL 的浓度溶解于二甲基甲酰胺中。该溶液需使用玻璃或聚丙烯材质的管子储存。装有 X-Gal 溶液的试管须用铝箔包裹,以防因光照而被破坏,并储存于−20 ℃环境中(无须过滤除菌)。

(5)含氨苄西林的 LB 固体培养基:将配好的 LB 固体培养基经高压灭菌后冷却至 60 ℃左右,加入氨苄西林贮存液,使终浓度为 50 μg/mL,摇匀后铺板。

【实验内容与方法】

1. 大肠杆菌感受态细胞的制备。

(1)含 X-Gal 和 IPTG 的 LB 固体培养平板的制备:用去离子水配制 7 g/L 的细菌培养用琼脂糖(即顶层琼脂),经高压灭菌后,将顶层琼脂置于 45 ℃恒温水浴中;为每个 90 mm 平板加入 3 mL 顶层琼脂,每 3 mL 顶层琼脂分别加入 X-Gal 40 μL 和 IPTG 7 μL,轻轻摇晃以混匀;混匀后,将顶层琼脂快速倒入含氨苄西林的硬 LB 培养平板上,旋转摇晃,以分散溶液;待顶层软琼脂在室温下硬化后,倒置平板,于 4 ℃存放备用。

(2)采用 CaCl$_2$ 转化法制备大肠杆菌感受态细胞:①用无菌接种环直接从冻存的大肠杆菌贮存液中蘸取所需的菌种在 LB 平板上画线,倒置平板,于 37 ℃恒温培养箱中过夜;②用无菌牙签将一个单克隆菌落转移到无抗性的 5 mL 的 LB 培养液中,于 37 ℃摇床(220 r/min),培养过夜;③转移 4 mL 过夜培养的菌液至盛有 400 mL LB 培养液的锥形瓶中,用无抗性的 LB 培养液于 37 ℃摇床(220 r/min),扩增培养 2~2.5 h,直到 OD$_{600}$ 值到达 0.5;④将锥形瓶于冰上放置 5~10 min,分装到数个 50 mL 预冷无菌的聚丙烯管中,于 4 ℃ 1100 r/min 离心 7 min;⑤细胞沉淀用 10 mL 冰冷的 CaCl$_2$ 溶液重悬,在冰上放置 30 min,于 4 ℃ 1100 r/min 离心 5 min;⑥加入含 10%甘油的 4 mL 预冷 CaCl$_2$ 溶液重悬细胞,在冰上放置 5 min,即成感受态细胞悬液,按每管 200 μL 分装于预冷的无菌的 1.5 mL 离心管中;⑦置于−4 ℃备用,在 24~48 h 内使用效果较好。如果不需要立即使用,可于−70 ℃保存。

(3)结果分析:判断感受态细胞制备的好坏主要是通过转化效率检测。经转化了外源 DNA 的大肠杆菌在有抗性的琼脂平板过夜培养后,如果平板上长满克隆并且阴性对照(未转入外源 DNA 的感受态)没有长出克隆,则证明感受态细胞制备良好。

2. 重组质粒的转化及阳性克隆的鉴定。

(1)取 200 μL 用甘油保存的感受态细胞,在冰上融化后,加入 5 μL 重组质粒,混匀,

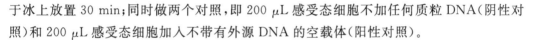

于冰上放置 30 min;同时做两个对照,即 200 μL 感受态细胞不加任何质粒 DNA(阴性对照)和 200 μL 感受态细胞加入不带有外源 DNA 的空载体(阳性对照)。

(2)热休克:将离心管放入预加温至 42 ℃的水浴锅中 90 s,勿摇动,快速将管转移到冰浴中冷却 2 min。

(3)向各管中加入 800 μL 不含抗生素的 LB 液体培养基,于 37 ℃摇床培养 1 h,使抗性基因表达。

(4)吸取 200 μL 转化细胞培养液,分别涂在制备好的含 X‐Gal、IPDG 和 Amp 的琼脂平板上;将阴性对照的转化混合物一部分涂于含 Amp 的琼脂平板上,一部分涂于不含 Amp 的琼脂平板上,检测感受态细胞是否被污染。

(5)待菌液完全被吸收后,于 37 ℃倒置培养 12～16 h。

(6)鉴定携带重组质粒的菌落:次日,观察平板蓝白斑生长情况,携带野生型质粒的菌落含有活性的 β‐半乳糖苷酶,这些菌落的中心呈淡蓝色,周边呈深蓝色;携带重组质粒的菌落不含有活性的 β‐半乳糖苷酶,这些菌落呈乳白色或蛋壳蓝色,有时在中心带着淡淡的蓝色斑点;白色菌落即为携带重组质粒的阳性克隆。

【实验结果】

次日,观察平板蓝白斑生长情况,若菌落的中心呈淡蓝色、周边呈深蓝色,则表明这些菌落携带野生型质粒;若菌落呈乳白色或蛋壳蓝色,有时在中心带着淡淡的蓝色斑点,则表明这些菌落携带重组质粒;白色菌落即为携带重组质粒的阳性克隆。

【注意事项】

1. 所有与细菌接触的物品和液体都应该是无菌的。

2. 制备感受态细胞的过程须注意无菌操作,防止杂菌和有抗生素抗性菌的污染。

3. 重悬细胞时,尽量避免吹打出气泡,以减少对菌株的损伤和活性的影响。

4. 制备成功的感受态细胞应尽快使用,存放过久会对其转化效率有影响。

5. 热休克是一个非常关键的步骤,精确达到热休克的温度(42 ℃)非常重要。

6. 涂布棒在酒精灯上加热灭菌后,须静置至室温(不烫手),才可在平板上涂布,以防高温烫死细菌。

7. 蓝白筛选法鉴定阳性克隆也存在假阳性,可以进一步通过 PCR 或者测序鉴定重组质粒。

【作业与思考题】

1. 制备感受态细胞的原理是什么?

2. 可将外源基因转化为受体细胞的方法有哪些?

(杨　璐)

实验十　运用限制性核酸内切酶对 DNA 进行酶切

【实验目的】

掌握 DNA 的限制性内切酶酶切技术。

【实验原理】

DNA 的限制性内切酶酶切技术是基因分析中的关键步骤,酶切的成功与否直接决定着基因诊断是否准确可靠。限制性核酸内切酶是一类能识别双链 DNA 中特定碱基序列的核酸水解酶,这些酶都是从原核生物中发现的,它们的功能类似于高等动物的免疫系统,可用于抗击外来 DNA 的侵袭。限制性核酸内切酶以内切的方式水解核酸链中的磷酸二酯键,产生的 DNA 片段 5′端带磷酸基团,3′端带—OH。根据限制性内切酶的识别切割特性、催化条件以及是否具有修饰酶活性,可将内切酶分为 Ⅰ 型、Ⅱ 型、Ⅲ 型三大类。Ⅱ 型内切酶通常指的就是 DNA 限制性内切酶,能识别双链 DNA 的特异序列,并在这个序列内进行切割,产生特异的 DNA 片段。Ⅱ 型内切酶分子量较小,仅需 Mg^{2+} 作为催化反应的辅助因子,识别顺序一般为 4~6 个碱基对的回文序列。Ⅱ 型内切酶切割双链 DNA 可产生 3 种不同的切口,即 5′端突出、3′端突出和平末端。本实验以 Ⅱ 型限制性内切酶 *EcoR* Ⅰ 为例,介绍限制性内切酶酶切技术。

【实验用物与试剂】

1. 实验用物:恒温水浴箱、eppendorf 管、移液枪、涡旋振荡器、微型离心机等。

2. 实验试剂:人类基因组 DNA、Ⅱ 型限制性内切酶 *EcoR* Ⅰ、10×反应缓冲液、终止反应缓冲液。

3. 试剂的配制:终止反应缓冲液,即 50% 甘油溶液、200 mmol/L EDTA 溶液(pH 8.0)、0.5% 溴酚蓝溶液混合而成。

【实验内容与方法】

1. 在一个 1.5 mL 的 eppendorf 管中加入人类基因组 DNA 10 μg、*EcoR* Ⅰ 30 U、10×反应缓冲液 5 μL,加去离子水至 50 μL。

2. 涡旋振荡混匀,短暂低速离心。

3. 按照 *EcoR* Ⅰ限制酶的活性温度要求,置于 37 ℃恒温水浴箱中,酶切过夜。

4. 加 20 μL 终止反应缓冲液,或置于 70 ℃灭活 15 min,使内切酶失活以终止反应。

5. 冷却至 4 ℃,准备电泳,或暂存于 4 ℃冰箱中。

【注意事项】

1. 反应体系应先加无菌水,再加其他组分;将限制性内切酶从冰箱取出后,应置于冰上,一般都是在其他试剂加完后再加入内切酶。

2. 每次取酶时必须使用新的灭菌枪头,不能重复使用。

3. 酶的体积不能超过总体积的 10%。

4. DNA 的质量(纯度和完整性)很重要,一定要溶解充分,不含杂质。

【作业与思考题】

1. 如何选择 DNA 和限制性内切酶的用量?

2. 在反应体系中,为何内切酶的用量不能超过整个反应体系的 10%?

（杨　璐）

实验十一　DNA 酶切片段的电泳分离技术

【实验目的】

掌握利用琼脂糖凝胶电泳技术分离和纯化 DNA 片段。

【实验原理】

琼脂糖是一种从海洋植物琼脂中提取出来的聚合链线性分子。琼脂糖凝胶的浓度不同,其孔径大小也不同,因而可以分离不同分子量的核酸片段。琼脂糖凝胶适用于分离 1 kb 和 1 kb 以上的 DNA 片段。DNA 是由 4 种核苷酸残基 A、T、C、G 组成的长链分子,每个核苷酸带的电荷相同。片段越大,带的电荷越多。因此,无论 DNA 片段大小,其荷质比相同。pH 值为 8.0 时,DNA 分子带负电荷。在直流电的作用下,DNA 片段按分子量大小以不同的速度向阳极移动。电泳后,不同大小的 DNA 片段便按分子量顺序留在凝胶的特定位置上。对于一般线性 DNA 分子,其电泳迁移率与分子量的对数成反比,即分子小者泳动快,分子大者泳动慢。电泳时,可用已知大小的标准 DNA 片段做对照,观察其迁移距离,就可获知样品 DNA 片段的大小。溴化乙锭(EB)可与 DNA 分子结合,在紫外光的激发下发出橘红色荧光,使我们能观察到 DNA 片段与标准 DNA 的相对位置。

【实验用物与试剂】

1. 实验用物:水平凝胶电泳装置、凝胶灌制平台、凝胶样品梳、直流电源、微波炉、三角烧杯或玻璃瓶、移液器、紫外线灯或紫外透射仪。

2. 实验试剂:电泳级琼脂糖、电泳缓冲液(TBE 贮存液,10×TBE)、溴化乙锭(EB,5 mg/mL,需注意 EB 是诱变剂,并具有中等毒性,实验中要戴手套)、10×上样缓冲液、DNA 分子量标准物。

3. 试剂的配制:电泳缓冲液,即 TBE 贮存液(10×TBE)及 TBE 工作液(0.5×TBE)。取 Tris 碱108 g、硼酸55 g、$Na_2EDTA \cdot 2H_2O$ 7.44 g,加去离子水至 1 L;加水稀释 20 倍,即为 0.5×TBE 工作液。

【实验内容与方法】

1. 根据预分离的 DNA 片段大小,用电泳缓冲液配制适宜浓度的琼脂糖溶液,如表 2 - 11 - 1所示(应准确称量琼脂糖干粉到盛有定好量的电泳缓冲液的三角烧杯或玻璃瓶中)。

表 2-11-1　用不同浓度的琼脂糖分离 DNA 片段的范围

琼脂糖	线性 DNA 片段有效分离范围
0.5%	1~30 kb
0.7%	0.8~12 kb
1%	0.5~10 kb
1.2%	0.4~7 kb
1.5%	0.2~3 kb

2. 在微波炉中加热使琼脂糖熔化,直至液体中无胶粒存在。

3. 用隔热手套或夹子转移三角烧杯或玻璃瓶于室温冷却,待熔化的凝胶冷却至室温后,加入溴化乙锭(EB),调终浓度为 $0.5\ \mu g/\mu L$,轻轻晃动,以充分混匀凝胶溶液。

4. 倒入已封好的凝胶灌制平台上,插上样品梳,待琼脂糖凝胶凝固后,拔出梳子,放入加有足够电泳缓冲液的电泳槽中,使缓冲液表面高出凝胶表面 1 mm。

5. 用适量的 10× 上样缓冲液制备 DNA 样品,用移液器加入 DNA 分子量标准物和处理后的 DNA 样品。

6. 接通电极,在 80~100 V 的电压下进行电泳,DNA 向阳极移动。当上样缓冲液中的溴酚蓝迁移至足够分离 DNA 片段的距离时,关闭电源。

7. 在紫外线灯(310 nm 波长)下观察,或在紫外透射仪上照相。

【注意事项】

1. 可根据所要鉴定的 DNA 片段大小配制不同浓度的琼脂糖凝胶。

2. 在微波炉中加热琼脂糖时一定要充分,保证其完全熔化,但又不宜时间过长,以防液体挥发。

3. 熔化后的琼脂糖凝胶一定要冷却至室温才能灌注,注意不要忘记加溴化乙锭。

4. 待凝胶完全凝固后才可进行电泳,否则电泳后的 DNA 条带会扭曲变形。

5. 加样时,注意不要将加样孔底弄穿。

6. 紫外线对人眼有很强的刺激作用,溴化乙锭是一种强诱变剂,应做好防护,戴橡胶手套。

【作业与思考题】

1. 琼脂糖凝胶电泳分离 DNA 片段的原理是什么?

2. 凝胶电泳分离技术有哪些?在选择凝胶电泳方法时应考虑哪些因素?

(杨　璐)

实验十二　DNA 酶切片段的回收与纯化

【实验目的】

1. 学习琼脂糖凝胶电泳分离 DNA 片段的原理。
2. 掌握凝胶回收试剂盒回收与纯化 DNA 片段的操作技术。

【实验原理】

琼脂糖凝胶电泳常用于鉴定、分离和回收纯化 DNA 片段,是分子遗传学实验中一项常用技术。该实验以琼脂糖凝胶作为支持物,利用 DNA 分子在泳动时的电荷效应及分子筛效应,实现对不同大小片段 DNA 分子的分离。因 DNA 分子骨架中的戊糖-磷酸基团在高于其等电点的溶液中带大量的负电荷,故在电场中 DNA 分子向阳极泳动。由于单位长度 DNA 分子上带有的电荷数量恒定,因此在一定的电场强度下,DNA 分子的迁移速率主要取决于分子本身的长度和构型。双链 DNA 分子在凝胶中的迁移速率与其碱基对数目的常用对数成反比,即分子量越大,其电泳迁移速率越慢。同时,DNA 分子的构型也影响其电泳迁移速率。通常情况下,闭合环状的超螺旋 DNA 分子由于结构紧密,迁移速率最快,线性 DNA 分子次之,泳动最慢的是开环 DNA 分子。

酶切产物中的 DNA 分子的构型或分子量会发生改变,经琼脂糖凝胶电泳后,目的片段的迁移位置也发生相应改变。在紫外线灯下,观察样品中目的片段的位置,用手术刀片将含有目的片段的琼脂糖凝胶切下,然后从凝胶中回收该片段,这个过程就称为 DNA 片段的纯化与回收。从琼脂糖凝胶中回收目的片段的方法有多种,包括透析袋电洗脱法、阴离子交换色谱法、低熔点琼脂糖凝胶的有机溶剂抽提法及商品化的胶回收试剂盒法。由于胶回收试剂盒法避免了酚、氯仿等有害物质的使用,操作简单,用时短,回收效率高,因此得到了广泛应用。

本实验采用的是 AxyPrep DNA 凝胶回收试剂盒。该试剂盒能从普通琼脂糖凝胶中回收并纯化 DNA。其原理是琼脂糖凝胶块在凝胶融化液(Buffer DE - A)中融化并释放出 DNA,然后在高盐 DNA 结合液(Buffer DE - B)作用下,DNA 分子选择性地吸附到硅胶膜上,经洗涤液(Buffer W1,Buffer W2)洗涤,去除残留在膜上的杂质和高浓度盐离子后,最后将膜上的 DNA 分子洗脱下来,即可用于连接、转化、扩增及测序等分子生物学实验。

【实验用物与试剂】

1. 实验用物:水平电泳仪、台式高速离心机、恒温水浴锅、微量移液枪、1.5 mL eppendorf管、微波炉、琼脂糖凝胶成像系统等。

2. 实验试剂:经"实验十一　DNA 酶切片段的电泳分离技术"获得的酶切产物、TBE 缓冲液、6×电泳加样缓冲液(0.25％溴粉蓝、40％蔗糖水溶液,贮存于 4 ℃)、10 mg/mL 溴化乙锭、琼脂糖、琼脂糖凝胶 DNA 回收试剂盒(AxyPrep DNA 凝胶回收试剂盒)。

【实验内容与方法】

1. 电泳结束后,在紫外线灯下用手术刀片切下含目的条带的凝胶,用纸巾吸尽凝胶表面液体并切碎,装入灭菌的 1.5 mL eppendorf 管中,称重(提前记录离心管重量)并记录凝胶重量,作为 1 个凝胶体积(如 100 mg ＝ 100 μL 体积)。

2. 加入 3 个凝胶体积的 Buffer DE－A,混匀后,置于 75 ℃水浴锅中,间断混合(每 2～3 min),直至凝胶完全熔化(6～8 min)。

3. 加 0.5 个 Buffer DE－A 体积的 Buffer DE－B,混合均匀(当分离的 DNA 片段小于 400 bp 时,加入 1 个凝胶体积的异丙醇)。

4. 将溶液转移到 DNA 制备管(试剂盒提供),置于 2 mL 离心管中(试剂盒提供),以 12000 r/min 离心 1 min,弃去滤液。如果步骤 3 的溶液一次加不完,则可分两次完成。

5. 将 DNA 制备管放回离心管,加 500 μL Buffer W1,以 12000 r/min 离心 30 s,弃去滤液。

6. 将 DNA 制备管放回离心管,加 700 μL Buffer W2,以 12000 r/min 离心 30 s,弃去滤液。以同样的方法再加 700 μL Buffer W2 洗涤一次,以 12000 r/min 离心 1 min。注意,第一次使用前需向 Buffer W2 浓缩液中加入瓶上指定体积的无水乙醇。

7. 将 DNA 制备管放回离心管,以 12000 r/min 离心 1 min(除去残余酒精)。

8. 将 DNA 制备管置于洁净的 1.5 mL 离心管中(试剂盒提供),在 DNA 制备膜正中央加 25～30 μL 洗脱缓冲液或灭菌去离子水,于室温静置 1 min;以 12000 r/min 离心 1 min,收集 DNA。取部分样品重新进行琼脂糖凝胶电泳,鉴定回收结果。

【注意事项】

1. 从胶上回收 DNA 时,应尽量缩短光照时间,并采用长波长紫外线灯(300～360 nm),以减少紫外光对 DNA 分子的损伤。

2. Buffer DE－A(含有 β-巯基乙醇)、Buffer DE－B 和 Buffer W1 含刺激性化合物,操作时要戴乳胶手套和眼镜,避免沾染皮肤、眼睛和衣服,并谨防吸入口鼻。若沾染皮肤、眼睛时,要立即用大量清水或生理盐水冲洗,必要时寻求医疗咨询。

3. 在步骤 2 中,凝胶必须完全熔化,否则将会严重影响 DNA 的回收率。

4. 使用低熔点琼脂糖凝胶时,步骤 2 可于 40 ℃加热。

5. 步骤 3 至步骤 7 也可使用负压装置完成,详见试剂盒说明书。

【作业与思考题】

回收实验中,两个最重要的技术指标是纯度和回收率,指标不合格对实验有哪些不利影响?哪些操作细节能进一步提高该技术指标?

(刘颖勋)

实验十三　Southern 杂交

【实验目的】

1. 掌握核酸杂交检测技术的原理与应用。
2. 熟悉 Southern 杂交的转印技术和化学发光检测技术。

【实验原理】

核酸分子杂交(nucleic acid hybridization)以核酸的变性与复性原理为基础,指两条来源不同的核苷酸双链变性后,具有碱基互补关系的多核苷酸单链通过复性形成杂化双链。核酸分子杂交技术通常利用已知序列并带有特定标记的核酸探针与待测样品中的核酸分子形成 DNA/RNA 杂化分子的过程,达到检测靶核酸序列的目的。

根据待测样品的性质,核酸分子杂交可分为液相杂交和固相杂交两种类型。常用的固相杂交技术有 Southern 杂交、Northern 杂交、斑点(dot)杂交和菌落原位杂交等。其中,Southern 杂交是指在膜上检测基因组 DNA 的杂交技术,在遗传病诊断、DNA 图谱分析及 PCR 产物分析等方面有重要价值。因该技术是由英国埃德温·迈勒·萨瑟恩(E. M. Southern)于 1975 年首次创建的,故名 Southern 杂交。Southern 杂交的基本方法如下:首先将大小不一的待测 DNA 片段经琼脂糖凝胶电泳进行分离,然后经碱变性、Tris 缓冲液中和,再将凝胶中的核酸条带转印到固相支持物上(尼龙膜或硝酸纤维素),即印记;烘干固定后,将膜与带有特定标记(放射性同位素、地高辛、生物素等)的核酸探针在一定温度和离子强度下复性(退火),即分子杂交;最后利用分子标记进行成像检测。

Southern 杂交技术将电泳分离与杂交分析相结合,不仅能检测出特异的 DNA 序列,并且能够进行定位和分子量测定,具有高特异性及高灵敏性的特点。利用 Southern 印迹杂交技术可进行克隆基因的酶切图谱分析、基因组中某一基因的定性和定量分析、基因突变分析及限制性长度片段多态性(RFLP)分析。本实验以 Southern 杂交检测经限制性内切酶切割后的 DNA 片段中是否存在与探针同源的序列为例进行介绍。

【实验用物与试剂】

1. 实验用物:水平电泳装置、带正电荷的尼龙膜、杂交炉、电转印仪、X 射线摄影暗匣(规格203 mm×254 mm 的 X 线片)、基因组 DNA 的双酶切产物、生物素标记的探针。

2. 实验试剂:脱嘌呤液(0.25 mol/L HCl)、变性液(0.5 mol/L NaOH、1.5 mol/L NaCl)、20×SSC、50×Denhardt's 溶液、预杂交及杂交液、探针剥离液(0.2 mol/L NaOH、0.1% SDS,装塑料瓶室温保存)、室温洗膜液(2×SSC、0.1% SDS)、60 ℃严谨洗

膜液（0.5×SSC、0.1％ SDS）、马来酸缓冲液、洗膜缓冲液（马来酸缓冲液加 0.3％ Tween－20）、封闭缓冲液、抗体反应缓冲液、辣根过氧化物酶（HRP）标记的亲和素（streptavidin）、化学发光底物、显影液、定影液。

3. 试剂的配制：具体如下。

（1）20×SSC：3 mol/L NaCl，0.3 mol/L 柠檬酸钠（sodium citrate），以 NaOH 调节 pH 值为 7.0，经高压灭菌后，于室温保存。

（2）50×Denhardt's 溶液：1％聚乙烯吡咯烷酮（PVP），1％聚糖体 400（Ficoll 400），1％牛血清白蛋白（BSA），过滤除菌后，于－20 ℃保存。

（3）预杂交及杂交液：6×SSC，0.5％ SDS，5×Denhardt's 溶液，100 μg/mL 变性剪切的鲑鱼精 DNA（denatured，sheared salmon sperm DNA）或酵母 tRNA。

（4）马来酸（Maleic Acid）缓冲液：0.1 mol/L 马来酸，0.15 mol/L NaCl，固体 NaOH，调节 pH 值至 7.5，经高压灭菌后，于室温保存。

（5）封闭缓冲液：1∶10 稀释封闭液，在马来酸缓冲液中配成，现配现用。

（6）抗体反应缓冲液：以 1∶5000 稀释在洗涤缓冲液中的 HRP 标记亲和素溶液，现配现用。

【实验内容与方法】

1. 琼脂糖凝胶电泳：具体如下。

（1）取 50 μL 基因组 DNA 的双酶切产物（0.01～10 μg DNA），上样于 0.8％的琼脂糖凝胶中（避免使用低熔点琼脂糖），在 20 V 下电泳至 2 kb 以下片段完全跑出胶时停止（二甲苯青 FF 带离凝胶阳极端边沿 4 cm，12～24 h）。

（2）电泳结束后，用去离子水漂洗 DNA 胶，并进行凝胶成像。

2. 转印：具体如下。

（1）将凝胶在脱嘌呤液中浸泡 20 min，用蒸馏水洗涤。使用 HCl 处理的目的是使 DNA 分子断裂，有利于高分子量 DNA 的转移，因而要转移的 DNA 片段全部小于 10 kb 时，可省略该步骤。

（2）变性：用 500 mL 变性溶液处理凝胶 2 次，每次 15 min，弃去溶液。如使用尼龙膜，可直接进行转印，使用硝酸纤维素膜则需要先中和变性溶液。

（3）使用电转印法将凝胶中 DNA 分子转印至尼龙膜上。①将凝胶小心地平放在干净的投影胶片上，裁剪一张与胶同样大小的尼龙膜，用电泳液浸湿后，小心地平铺在凝胶表面，用玻璃棒除去凝胶和膜之间的气泡。②剪 6 张同样尺寸的滤纸，用电泳液浸湿后，平铺在尼龙膜上，并排除气泡。③将"滤纸-尼龙膜-凝胶"小心翻转，在胶的另一面同样铺上 6 层预先裁剪并浸湿的滤纸，排除气泡。④将"滤纸-尼龙膜-凝胶-滤纸"转印块移入电转印仪中，使尼龙膜面向阳极，凝胶面向阴极（即"阴极—滤纸—凝胶—尼龙膜—滤纸—阳极"）。接通电源，在室温下，以 100 mA 转印 60 min。

3. 杂交：①转印完成后，取出尼龙膜，使 DNA 面朝上，做好标记；在 2×SSC 中浸泡 20 min，以去除吸附在膜上的凝胶块。②将尼龙膜 DNA 面朝上，置于两张滤纸间，于 60 ℃烤膜 30 min，进行 DNA 分子固定。③将尼龙膜 DNA 面朝上，装入杂交管中，按

0.1～0.2 mL/cm² 加入预杂交液,于 60 ℃ 预杂交 4 h。④于 98 ℃ 用探针变性 10 min,立即放入冰浴中 5 min,制备探针单链。⑤将探针加入 60 ℃ 杂交液中,按 0.05 mL/cm² 与尼龙膜杂交过夜。⑥将尼龙膜用室温 2×SSC、0.1% SDS 漂洗 2 次,每次 10 min。⑦将尼龙膜用 60 ℃ 的 0.5×SSC、0.1% SDS 漂洗 2 次,每次 20 min。

4. 化学发光检测:对尼龙膜进行化学发光法检测。①以 20 mL 洗膜缓冲液于室温下洗涤尼龙膜 2 次,每次 10 min。②以 20 mL 封闭缓冲液于室温下作用 60 min。③将 HRP 标记亲和素溶液按 1∶5000 稀释到 20 mL 洗涤缓冲液中,于室温下孵育 60 min。④洗涤 2 次后,加入 5 mL(1.5 mL A＋1.5 mL B＋2 mL 马来酸缓冲液)化学发光底物溶液,于室温下旋转孵育 5 min。⑤迅速将膜取出,放在两片预先用酒精消毒的投影薄片之间,用玻璃棒除去多余的 ECL 溶液。⑥将膜 DNA 面朝上,装入 X 线暗匣中,在暗室中覆盖一张 X 线片,扣紧暗匣,曝光 10 min。⑦取出 X 线片,放入显影液中显影 5 min,将 X 线片用清水简单漂洗后,放入定影液中定影 10 min,再用大量自来水冲洗并晾干,最后拍照分析。

【注意事项】

1. 一定要在凝胶和硝酸纤维素膜上做好方向标记。

2. 注意转膜过程中滤纸、凝胶、膜的叠放次序,以及电源的方向,避免出现 DNA 未转移到膜上的情况。

3. 在转移 DNA 到硝酸纤维素膜上时,玻璃板与滤纸、凝胶与滤膜之间不要有气泡存在。

4. 杂交时,杂交液体积越小越好,但要保证膜始终被一层杂交液所覆盖,所用的液体必须足够。

【作业与思考题】

1. 哪些因素会影响杂交结果?
2. 比较 Southern 杂交与 Northern 杂交的异同点。

(刘颖勋)

实验十四　PCR‐RFLP 技术在疾病基因定位中的应用

【实验目的】

1. 掌握利用 Chelex‐100 微量 DNA 提取技术从毛发中提取基因组 DNA。
2. 掌握利用限制性片段长度多态技术检测人类 ABO 血型类型的基本原理、方法和操作过程。
3. 熟悉遗传标记与表型之间的连锁分析方法和检验方法。

【实验原理】

Chelex‐100 螯合树脂是由苯乙烯、二乙烯苯共聚体组成的有机化学物质。该物质可以螯合多价离子,尤其是二价离子(如镁离子),在低离子强度、碱性条件或煮沸的条件下,可以使细胞膜破裂、蛋白质变性,再结合离心方法分离出 Chelex‐100 颗粒,就可以获得细胞内的 DNA 片段。利用 Chelex‐100 方法可以在同一个试管中完成生物样品中 DNA 的提取,相对于传统的酚‐氯仿法,其样品丢失率低、污染率低、操作简单且快捷、成本低、对试剂和处理设备的要求也相对较低,因此在临床上常用于从全血、血渍、精液、精斑、毛发、口腔拭子等生物样本中提取基因组 DNA。

20 世纪 70 年代中期,研究者报道了一种双链 DNA 片段的特殊序列差异类型。当用某种限制性内切酶消化这段 DNA 片段时,这段序列上的不同碱基差异会引起其消化产物长度不同,根据这一特征,可以对不同个体的这段 DNA 序列进行基因分型。该现象的基本原理是在双链 DNA 片段上,其位点上的碱基置换正好发生在某种限制性内切酶识别位点上,使得该酶的酶切位点增加或消失,所以当双链 DNA 片段经这种限制性内切酶消化后,在电泳条件下则会观察到不同的碱基置换类型产生不同的 DNA 酶切片段。遗传学家将基因组序列上的这些特殊 DNA 序列称为片段长度多态标记,即第一代 DNA 标记;将依据这种特殊的 DNA 序列差异进行基因分型的技术称为限制性片段长度多态(restriction fragment length polymorphism,RFLP)技术。1985 年,Saiki 等人首次报道了利用 RFLP 方法对人类珠蛋白基因序列进行检测以诊断镰刀型贫血患者的临床应用技术。他们介绍了如何利用聚合酶链反应(PCR)技术和 RFLP 分析技术进行个体野生型珠蛋白等位基因和突变型等位基因鉴别的实验流程,以及判断镰刀型贫血患者和携带者的实验室检测方法。此后,这种 PCR‐RFLP 技术在遗传性疾病的临床分子诊断方面得到了广泛应用,临床上可以利用 PCR‐RFLP 技术检测某种致病基因已知的点突变,进行直接的基因诊断,也能以此为遗传标记做连锁分析,进行间接的基因诊断。

ABO 血型系统是由奥地利人 Karl Landsteiner 于 1900 年发现并确定的应用最为广泛的人类血型分类系统之一。人类的 ABO 血型是根据个体血液中红细胞表面有无特异性抗原 A 或抗原 B 来进行划分的,然后通过抗原-抗体反应方法鉴定出 A 型、B 型、O 型和 AB 型 4 种血型。ABO 血型基因位于人类染色体 9q34.2,其复等位基因 I^A、I^B 和 i 编码红细胞表面的 A 型抗原和 B 型抗原,其中 I^A 编码产物为 A 抗原,I^B 编码产物为 B 抗原,而 i 的编码产物既不能催化 A 抗原,也不能催化 B 抗原。其中,等位基因 I^A 和 I^B 相对于 i 等位基因为显性,而等位基因 I^A 和 I^B 为共显性。Yamamato 等人研究发现,在 3 个复等位基因序列上存在多个 RFLP 位点,如位于 7 号外显子的 G700A(rs8176746)可被 Alu Ⅰ 和 Msp Ⅰ 两种内切酶特异性识别,检测出等位基因 I^A 和 I^B;而等位基因 i 的 6 号外显子上的 G352del(rs8176719)缺失是等位基因 i 所特有的,并且可被 Kpn Ⅰ 识别。因此,根据 3 种等位基因 6、7 号外显子序列上的差异,可以用限制性内切酶进行特异性识别,从而对个体血型进行分子诊断。相较于传统的血型检验方法,如凝集反应,只能判断出 4 种不同血型,但是并不清楚个体的具体基因型(如对于一个 A 型血个体,不能确定他/她是 I^A 等位的纯合体还是杂合体),而本实验方法则可以解决这个不足,准确获得个体血型的基因型信息。

本实验中,从 ABO 复等位基因上述标记位点中选择 G700A 和 G352del 两位标记对其 3 种等位基因进行标识,其中 6 号外显子上的 G352del 缺失位点是等位基因 i 所特有的,而 G700A 用于区分等位基因 I^A 和 I^B,用 PCR - RFLP 方法分析每个个体这两个位点的基因型。然后,通过对两个位点的基因型分布、频率分布,以及其基因型在不同血型人群中的分布特征分析,可判断这两个位点是否与人类 ABO 血型相连锁,在实验中呈现出连锁不平衡现象。

【实验用物与试剂】

1. 实验用物:镊子、剪刀、移液枪、电子天平、水平高速冷冻离心机(Eppendorf 5804)、离心管、微波炉、水浴锅、低温冰柜、DanoDrop 2000、PCR 仪、水平电泳系统、凝胶成像系统。

2. 实验试剂:Chelex - 100 溶液、蛋白酶 K、双蒸水、限制性内切酶 Kpn Ⅰ 和 Alu Ⅰ、Tris - Base、硼酸、EDTA - Na$_2$、2% 琼脂糖凝胶、GoldView 染料、DL2000、PCR Taq Mix(包括 dNTP、Taq 聚合酶、Mg^{2+}、KCl 等成分)和根据文献设计的两对引物(引物 1 为 5′-CGGAATTCACTCGCCACTGCCTGGGTCTC - 3′;引物 2 为 5′ - CGGGATCCATGT-GGGTGGCACCCTGCCA - 3′;引物 3 为 5′ - GTGGAGATCCTGACTCCGCTG - 3′;引物 4 为 5′ - CACCGACCCCCCGAAGAA - 3′)。

3. 试剂的配制:具体如下。

(1)5% Chelex - 100 溶液:称取 5 g Chelex - 100,溶于 100 mL 的双蒸水中,摇匀后,于 4 ℃保存。

(2)20 mg/mL 蛋白酶 K:称取 0.5 mg 蛋白酶 K,溶于 25 mL 的双蒸水中,于 −20 ℃保存。

(3)TBE 贮存缓冲液(5×TBE):称取 54 g Tris - Base、27.5 g 硼酸和 4.65 g EDTA - Na₂,用双蒸水定容至 1 L。使用时,将储存液稀释 10 倍即可。

(4)2‰琼脂糖凝胶:称取 0.3 g 琼脂糖,倒入 200 mL 锥形瓶中,加入 15 mL 的 0.5× TBE 缓冲液进行稀释,摇匀;将锥形瓶置于微波炉中加热至琼脂糖熔解,戴隔热手套将其取出,自然冷却;待冷却至 65 ℃左右时,给琼脂糖凝胶液中加入 2 或 3 滴 GoldView 染料,充分摇匀;然后将琼脂糖凝胶液倒入制胶模具中(60 mm×60 mm),插上梳子,自然冷却,备用。

【实验内容与方法】

1. 样本收集及 DNA 提取。

(1)制订采集生物组织样品记录单,内容包括样本编号、志愿者血型等(表 2-14-1);召集志愿者。

表 2-14-1　生物样本收集信息表

编号	血型	基因型		备注
		rs8176746	rs8176719	

(2)按志愿者人数准备已灭菌的 1.5 mL 离心管(1 管 1 人),编号。

(3)用手术剪剪取 0.5~1 cm 长的带毛囊的头发,置入离心管中(毛囊朝下,尽量抵达离心管底部)。

(4)向每个离心管中加入 100 μL 浓度为 5‰的 Chelex - 100 溶液(使用前摇匀),再加入 2 μL 浓度为 20 mg/mL 的蛋白酶 K,用移液枪吹打混匀。

(5)将离心管插入水浴锅中的浮板上,于 55 ℃水浴 4 h 以上,中间每隔 1 h 用指弹离心管一次,以便混匀液体。

(6)将水浴后的离心管置于高速冷冻离心机上,在 4 ℃条件下以 20000 r/min 离心 5 min,然后将上清液移入 200 μL PCR 离心管中,置于 PCR 仪上,于 98 ℃灭活 10 min。

(7)打开 NanoDrop 2000 超微量分光光度计,自检完成后,取 1 μL 上清液进行 DNA 质量检测。每个样品重复测量 3 次,取平均值。记录 DNA 浓度、OD 值后,于 −80 ℃保存备用。

2. 目标基因片段的扩增和琼脂糖电泳检测。

(1)每份 DNA 样品分别用引物 1、2 和 3、4 进行扩增。PCR 扩增体系为 25 μL,其中包括引物(终浓度为 1 μmol/L)、DNA 模板(1 μg)、12.5 μL 的 PCR *Taq* Mix,然后用双蒸水将总体积调至 25 μL。

(2)PCR 条件:分别于 95 ℃预变性 5 min、94 ℃变性 30 s、63 ℃退火 30 s、72 ℃延伸 45 s,10 个循环;然后于 94 ℃变性 30 s、61 ℃退火 30 s、72 ℃延伸 30 s,30 个循环;于 72 ℃延伸 10 min。

(3)将制好的 2%琼脂糖凝胶放入含有 0.5×TBE 缓冲液的水平电泳槽内,让缓冲液刚刚漫过胶面。在第一泳道加入 3 μL 的 DL2000,其余泳道加入 5 μL 的 PCR 产物,在 130 V 电压下电泳 25 min,然后取出凝胶,置入凝胶成像仪中,在紫外线灯下观察目标条带。

3. PCR 产物的酶切消化和电泳分型。

(1)使用 *Kpn* Ⅰ消化引物 1、2 扩增的 PCR 产物以及用 *Alu* Ⅰ消化引物 3、4 扩增的 PCR 产物。

(2)酶切消化体系为 10 μL,其中包括 6 μL 的 PCR 产物、4 U 的内切酶、1 μL 10× Buffer,加双蒸水补至 10 μL,然后于 37 ℃水浴 2 h。

(3)配制 2%琼脂糖凝胶:将酶切消化后的 PCR 产物加入上样孔,在 130 V 电压下电泳 20 min,然后取出凝胶,置入凝胶成像仪中,在紫外线灯下观察目标条带并成像。

(4)引物 1、2 用于扩增 ABO 基因的第 6 号外显子上包含 G352del 缺失位点的片段,片段长度为 252 bp,当等位基因为 *i* 时,该序列可被 *Kpn* Ⅰ酶特异性识别,将被切成 169 bp 和 83 bp 的两个片段。引物 3、4 用于扩增第 7 号外显子上包含 G700A 位点的一个 159 bp 片段,当等位基因为 I^B 时,该序列可被 *Alu* Ⅰ酶特异性识别,被切成 118 bp 和 41 bp 的两个片段。因此,根据每个志愿者的一对 PCR 产物酶切后的电泳带型(图 2 - 14 - 1),就可以判断出其 ABO 基因型(表 2 - 14 - 2)。记录每个样本的 ABO 基因型。

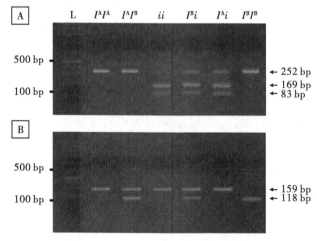

图 2 - 14 - 1 先用引物 1、2 和引物 3、4 进行扩增,然后再分别用
Kpn Ⅰ(A)和 *Alu* 内切酶(B)消化后的电泳图

表 2-14-2　根据电泳带进行血型基因型判断的对照表

基因型		$I^A I^A$	$I^A i$	$I^B I^B$	$I^B i$	$I^A I^B$	$i\,i$
ABO 血型		A	A	B	B	AB	O
引物1、2扩增片段	252 bp	+	+	+	+	+	
	169 bp		+		+		+
	83 bp		+		+		+
引物3、4扩增片段	159 bp	+	+		+	+	+
	118 bp			+	+	+	

注:引物3、4扩增片段酶切消化后产生的 41 bp 片段与引物二聚体相近,从琼脂糖凝胶上区分困难,因此主要依据 159 bp 和 118 bp 的片段进行基因型判断。

结合基因型对照表可以确定,图 2-14-1 中第 2～7 道样本的血型分别为 A 型 ($I^A I^A$)、AB 型 ($I^A I^B$)、O 型 (ii)、B 型 ($I^B i$)、A 型 ($I^A i$)和 B 型 ($I^B I^B$)。

【实验结果】

1. 进行 PCR 扩增和酶切消化后的电泳条带分析。

2. 结合表 2-14-2 中的血型判断标准,通过观察两对引物扩增产物的内切酶消化结果可以判断出 4 种血型以及其所对应的基因型。

【注意事项】

1. 采集的毛发一定要带有毛囊。

2. 位点 rs8176719 基因型主要依据是否有 118 bp 片段产生来判断。

【作业与思考题】

1. 实验报告:用简图(或打印凝胶成像照片)的形式描述电泳结果,并分析两个位点电泳带型与血型之间的关系。

2. 用卡方检验分析两个位点与血型是否具有连锁,分析两个位点的不同组合类型是否与血型连锁。

3. 运用 PCR-RFLP 基因分型技术进行目标基因分型的原理是什么?

4. 如果能够收集到多个三亲家庭(父母和子女)的生物学样品和血型信息,可选择什么方法来确定这两个位点与人类 ABO 血型的连锁程度?

（张科进）

实验十五　PCR – SSCP 检测分析与聚丙烯酰胺凝胶电泳技术

【实验目的】

1. 掌握聚丙烯酰胺凝胶的制备和电泳技术。
2. 掌握 PCR – SSCP 基因分型的原理和技术。

【实验原理】

聚丙烯酰胺凝胶电泳（polyacrylamide gel electrophoresis，PAGE）是以聚丙烯酰胺凝胶作为支持介质的一种常用电泳技术，可用于分离蛋白质和寡核苷酸。聚丙烯酰胺凝胶是由单体丙酰胺（acrylamide，Acr）以次甲叉丙烯酰胺（N, N – methylene bisacrylamide，Bis）为交联剂，经四甲基乙二胺（TEMED）催化过硫酸铵（APS）产生自由基，引发聚合形成交联的聚丙烯酰胺，最终形成三维网状结构的凝胶。在聚丙烯酰胺凝胶电泳过程中，以聚丙烯酰胺凝胶为支持介质，带电的大分子物质颗粒（如蛋白质、核酸等）在电压作用下，做垂直向下的定向移动，而带电颗粒在凝胶中的泳动速度取决于颗粒所带电荷大小、分子大小以及其空间结构。换而言之，利用聚丙烯酰胺凝胶电泳技术可以将所带电荷、分子大小和空间结构有差别的大分子物质相分离。

单核苷酸多态性（single nucleotide polymorphism，SNP）指在基因组上由单个核苷酸的变异所引起的 DNA 序列多态性。在人类基因组序列中，SNP 的分布非常广泛，平均每 500～1000 个碱基对中就会有 1 个 SNP 位点，即在每个个体的基因组上有 400 万～500 万个 SNP 位点，而这些位点不是其所特有的，有的在人群中普遍存在。目前，已报道的人类 SNP 位点超过 100 万个。SNP 位点具有数量多、分布广泛的特点，几乎对人类基因组序列做到了全覆盖，适于快速、规模化检测，多属于双等位基因型，易于基因分型等优点。SNP 作为第三代遗传标记，广泛应用于疾病致病基因的搜寻和定位、疾病诊断、药物研发等领域。

在 SNP 标记的研究和应用过程中，其基因分型是首要考虑的问题。直接测序法（如选择用 Sanger 测序方法）可以直接获得目标 SNP 基因，但其成本太高；限制性片段长度多态性（restriction fragment length polymorphism，RFLP）是另一种较早的 SNP 分型技术，由于在部分 SNP 位点的序列中其单个碱基的置换会使得某特定内切酶的识别位点丧失或获得，这样根据该 SNP 位点的 PCR 扩增片段酶切消化产物，即可得知对应的基因型。这种方法操作简单、对设备要求低、成本合理,但并不是所有的 SNP 位点都符合这种特征。因此,在应用 RFLP 方法进行基因分型时,经常会遇到无合适 SNP 位点可选择的情况。另外,基于质谱(如 MassARRAY 分型系统)、高压液相、Taqman 荧光探针等技术开发的 SNP 基因分型技术对设备和检测试剂的要求相对较高。1989 年,日本的 Orita 等人研究发现,单链 DNA 片段在短时间内进行复性时会呈现出复杂的空间折叠构象,这种立体结构主要是由其内部碱基配对等分子内相互作用力来维持的。当该单链 DNA 片段中有一个碱基发生改变时,会在一定程度上影响这个单链的立体结构。在此基础上,他们建立了 PCR - SSCP 技术,即先通过 PCR 扩增目标 SNP 标记片段,将 PCR 产物(双链 DNA)变性,再快速复性,使之成为具有一定空间结构的单链 DNA 分子,然后利用中性聚丙烯酰胺凝胶电泳分离上述单链 DNA 分子,最后通过放射性自显影、银染或溴化乙锭显色分析结果。

自 Ortia 建立 PCR - SSCP 技术以来,该方法大量应用于临床检测和致病基因突变检测,如检测脑瘤、小细胞瘤、胃癌等肿瘤中 P53 基因的突变、肺癌的 RAS 基因突变等。其应用大体上可以分为两类:①未知 SNP 的检测与定位,就是将 PCR - SSCP 作为一种突变检测方法,如选择目标基因 P53 的一段序列为检测对象,利用 PCR - SSCP 方法分析不同个体和组织样品中其 PCR 产物的单链立体结构是否有异常发生,相对于健康样本,若有异常,则说明在目标片段中个体有突变发生,但并不能确定这个突变具体发生在什么位置以及是什么样的突变,还需要借助测序方法进一步确定。②已知 SNP 的检测,就是将 PCR - SSCP 作为一种基因分型方法,该方法简便、快速、灵敏,不需要特殊的仪器,很适合临床实验的需要。在临床上,可以选择某些功能已知的基因突变位点或者是与某种疾病或表型紧密关联的 SNP 位点作为目标,设计引物,通过 PCR - SSCP 确定个体的基因型。但是,PCR - SSCP 也有明显的不足之处。例如:①电泳条件要求较严格。当不同结构的单链 DNA 分子在聚丙烯酰胺凝胶中移动时,其迁移率对环境温度非常敏感,所以在电泳过程中要通过循环降温或将电泳系统置于恒温环境中,一般情况下,要求温度不超过 15 ℃。②该方法是通过单链 DNA 分子的构象变化进行分型的,而变化碱基对单链 DNA 分子构象的影响大小往往与其所处位置有关,因此有时需要通过设计不同长度片段的引物来调整实验方法的灵敏性和检出率。PCR - SSCP 分型方法的适用片段长度不宜超过 300 bp。③漏检率高。实验证实,该方法的检出率为 90％左右,因此在临床检测和基因分型过程中会有漏检发生。

在本实验中,我们选择了脑源性神经营养因子(brain - derived neurotrophic factor, BDNF)基因中的一个 SNP 位点(rs6265,Val66Met)作为检测片段,利用 PCR - SSCP 方法对该位点进行基因分型。

【实验用物与试剂】

1. 实验用物:PCR 仪、电子天平、垂直电泳系统、凝胶成像系统、移液枪。

2. 实验试剂:丙烯酰胺、甲叉丙烯酰胺、过硫酸铵、TEMED、硝酸银、甲醛、氢氧化钠、碳酸氢二钠、95％的去离子甲酰胺、二甲苯菁、EDTA、双蒸水、PCR *Taq* Mix(包括 dNTP、*Taq* 聚合酶、Mg^{2+}、KCl 等成分)。

此外,本次实验还会用到根据文献设计的两对引物,即 5′- GCAAACATCCGAG-GACAA - 3′和 5′- TACTGAGCATCACCCTGG - 3′(PCR 扩增产物长度为 223 bp)。由于 rs6265 位点是 BDNF 等位基因在该扩增片段的第 97 个碱基处发生了转换(A/G),而该扩增片段其他部分的碱基序列是一样的。当 PCR 片段被变性处理为单链,然后再快速复性时,因不同等位基因的第 97 位碱基差别而会导致其复性过程中形成不同的空间立体构象。在中性聚丙烯酰胺凝胶电泳过程中,由于两种等位基因空间构象差异,因此其泳动速度不同,最终形成泳动距离长短不同的条带。本次实验所需的人群基因组 DNA 可参考"实验十四 PCR - RFLP 技术在疾病基因定位中的应用"的方法招募志愿者采样提取,也可以从其他途径获得一定数量的人基因组 DNA 样本。

3. 试剂的配制:具体如下。

(1)30％ PAGE 母液:称取 292 g 丙烯酰胺、8 g 甲叉丙烯酰胺,先用双蒸水将之溶解,再用双蒸水定容至 1 L。

(2)TBE 贮存缓冲液(5×TBE):称取 54 g Tris - Base、27.5 g 硼酸和 4.65 g EDTA - Na$_2$,先将 pH 值调至 8.0,再用双蒸水定容至 1 L。使用时,将贮存缓冲液稀释 10 倍即可。

(3)变性剂:分别称取 0.37 g EDTA、0.025 g 溴酚蓝和 0.025 g 二甲苯菁,溶于 100 mL 甲酰胺中,混匀后,分装存放。

(4)固定液:10％的无水乙醇。量取 50 mL 无水乙醇,用双蒸水定容至 500 mL。

(5)染色剂:1％硝酸银溶液(现配)。称取 1 g 硝酸银,用双蒸水定容至 1 L。

(6)显色剂:分别称取 20 g 氢氧化钠、0.4 g 碳酸钠,溶于 800 mL 双蒸水中,加入 4 mL 甲醛溶液,再用双蒸水定容至 1 L。

【实验内容与方法】

1. 配制 10％的聚丙烯酰胺凝胶。

(1)先用去污粉反复清洗电泳用的玻璃板、胶垫、梳子等制胶物品,然后用双蒸水漂洗 2 次或 3 次,直至玻璃板表面出现均匀的水膜(既不聚成水滴,也不成股),再用超纯水漂洗 1 次,晾干。

(2)灌制凝胶时,用无水乙醇将清洗后的玻璃板再擦拭一遍,晾干后,按操作说明组装好垂直电泳系统,用 1.5％的琼脂糖将两块玻璃板的底部封边(需防止因封闭不严而导致聚丙烯酰胺胶液漏出),备用。

(3)量取 30％丙烯酰胺溶液 9.9 mL、TBE 缓冲液 7.5 mL,加入 12.3 mL 双蒸水,混匀(这种混合溶液可以长时间存放);再加入 10％过硫酸铵溶液 300 μL,最后滴加 TEMED 试剂 24 μL,迅速混匀。

（4）用 5 mL 移液器(亦可用玻璃棒引流)快速灌注入两块玻璃板之间的空腔中,灌胶过程最好一次性完成,避免产生气泡。灌满胶后,一次性平衡地插入制胶梳,静置 30～60 min后,若制胶梳附近形成清晰的界面,则表明凝胶聚合完全。

（5）轻轻拔去制胶梳,避免破坏点样孔,及时用电泳缓冲液冲洗点样孔,清除点样孔中的气泡和未凝固完全的胶液,然后从制胶架上取下制备好的凝胶,再组装到电泳槽上,灌入 0.5×TBE 缓冲液,备用。

2. PCR 扩增和产物变性处理。

（1）PCR 扩增反应体系(20 μL):取引物(终浓度为 1 μmol/L)、DNA 模板(1 μg),先加入 10 μL PCR *Taq* Mix,然后用双蒸水将总体积调至 20 μL。

（2）PCR 条件:于 95 ℃预变性 5 min、95 ℃变性 30 s、60 ℃退火 30 s、72 ℃延伸 30 s,35 个循环;再于 72 ℃延伸 10 min。PCR 结束后,随机抽取 3～5 个样品,取 5 μL 扩增产物,用 2%的琼脂凝胶电泳检测 PCR 扩增效果。当目标产物正确、扩增效率理想后,再进行后续实验操作。

（3）根据 PCR 样本个数,准备对应个数的新 PCR 管,编号;预先加入 8 μL 变性剂,然后分别取 2 μL 的 PCR 产物,加入对应的 8 μL 变性剂中,混匀。

（4）将混合好的 PCR 管放入 PCR 仪中,于 95 ℃变性 10 min;取出后,快速放入冰盒,于 -20 ℃保存备用。

3. 电泳和基因分型:具体如下。

（1）预电泳:将装好的垂直电泳槽接通电源,在 200 V 条件下电泳 15 min 以上。

（2）将 10 μL 变性体系的 PCR 产物和变性剂一起上样,先在 300 V 条件下电泳 1 h,然后在 200 V 条件下电泳 12 h。

（3）电泳结束后,拆胶,取下玻璃板,用撬板从玻璃板下方轻轻撬开玻璃板,将带有凝胶的玻璃板一起置入盛有固定液的方盘中,放在摇床上进行固定 5～10 min(在染色过程中,凝胶会自动与玻璃分离);再将凝胶转至盛有染色液的方盘中,染色 20 min 以上;然后取出,用双蒸水漂洗 2 次。

（4）将漂洗后的凝胶置入盛有显色液的方盘中,放在摇床上摇晃、显色;约 15 min 后,当条带出现并逐渐清晰时停止显色;将凝胶置入凝胶成像仪中,在白光下观察并记录样本的各种电泳带型。

（5）记录并整理所有样品的电泳带型(理论上会出现 3 种带型),选择 3 种电泳带型对应的 PCR 产物直接测序,确定 3 种带型对应的基因型。

（6）根据测序结果,确定每一样品的基因型。

【实验结果】

1. *BDNF* 基因 rs6265 位点琼脂糖电泳检测结果如图 2-15-1A 所示。

2. *BDNF* 基因 rs6265 位点 PCR-SSCP 电泳检测结果如图 2-15-1B 所示。

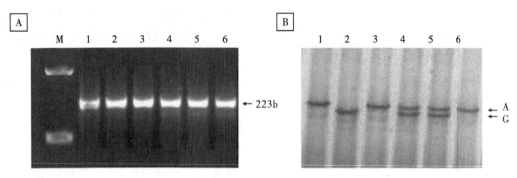

图 2 - 15 - 1 *BDNF* 基因 rs6265 位点电泳检测结果

根据 SSCP 条带,我们可知 1～6 号样本的基因型分别为 AA、GG、AA、AG、AG 和 AA。

【注意事项】

1. 制备聚丙烯酰胺凝胶时,在静置、自然凝固过程中,由于密封不好及凝固时胶液体有各种变化等原因,胶液界面会下降,因此要及时补胶,这样才能获得具有完整上样孔的凝胶。

2. 胶凝固后,轻轻拔下梳子,要及时用缓冲液冲洗上样孔,清除还没有凝固的胶液,保证上样孔界面平整,否则会影响条带带型。

3. 电泳时,应严格控制玻璃板(也就是凝胶)的温度,不能超过 15 ℃,而且保持两个环境温度相对恒定,尤其是在做重复实验时,这点非常重要。

【作业与思考题】

1. 记录 PCR 扩增结果和 SSCP 电泳分析结果,用电泳结果图说明扩增效果和基因分型依据。

2. 讨论影响 PCR - SSCP 基因分析结果的因素。

(张科进)

第三部分　群体遗传学实验

实验一　多基因遗传的人类皮纹分析

【实验目的】

1. 了解手部指纹和掌纹的皮纹特点,学习手部指纹分析图的制作方法。
2. 了解皮纹分析中采用的指标以及它们在医学遗传学研究中的应用。

【实验原理】

　　皮纹是手指、手掌、脚趾和脚掌等处皮肤纹理所呈现的形态,包括指纹、掌纹和足纹。人类的皮肤由表皮和真皮构成。真皮乳头向表皮突起,形成许多排列整齐、平行的乳头线,此线称为嵴纹;突起的嵴纹之间又形成凹陷的沟;这些凹凸的纹理就构成了人体的指(趾)纹和掌纹。人体的皮纹在胚胎发育第 13 周开始出现,终生不变。因此,皮纹既有个体的特异性,又有高度的稳定性。

　　目前,皮纹学的知识和技术已广泛应用于人类学、遗传学、法医学以及临床某些疾病的辅助诊断。指纹上携带着大量的信息,而体内环境失衡的变化、各种疾病的征兆、情绪心理变异带来的能量物质代谢变化以及遗传作用等因素都可以完整地反映在手纹上,并会留下暂时或长久的纹线。因此,观察纹线变异、颜色和部位等变化有助于诊断各种疾病。

【实验准备】

1. 实验对象:实验者的双手。
2. 实验用物:印台、印油或油墨、白纸、直尺、铅笔、放大镜、量角器等。

【实验内容与方法】

　　1. 采集皮纹样本:①在检查纸上依次填入姓名、性别、年龄和民族等,并将检查纸平放在光滑桌面上;②将双手洗净、擦干,用印油或油墨均匀地涂抹手掌和手指;③将 10 根手指分别滚动印在检查纸上,然后将手掌也印在检查纸上。

2. 观察指纹:利用肉眼或放大镜观察和分析自己的手部皮纹,记录结果。

手指末端腹面的皮纹称为指纹。根据纹理的走向和三叉点的数目,可将指纹分为 3 种类型,即弓形纹(arch,A)、箕形纹(loop,L)和斗形纹(whorl,W)。

(1)弓形纹:特点是嵴线由一侧至另一侧,呈弓形,无中心点和三叉点;根据弓形的弯度,可分为简单弓形纹和帐篷式弓形纹。

(2)箕形纹:俗称簸箕。在箕头的下方,纹线从一侧起始,斜向上弯曲,再回转到起始侧,形状似簸箕。此处有一条呈三个方向走行的纹线,该中心点称为三叉点。根据箕口朝向的方位不同,可分为两种:箕口朝向手的尺侧者(朝向小指),称为正箕或尺箕;箕口朝向手的桡侧者(朝向拇指),称为反箕或桡箕。

(3)斗形纹:一种复杂、多形态的指纹,特点是具有两个或两个以上的三叉点。斗形纹可分为绞形纹(双箕斗)、环形纹、螺形纹和囊形纹等。

根据统计,指纹的分布频率因人种而异,存在种族、性别差异。东方人尺箕和斗形纹出现频率高,而弓形纹和桡箕较少;女性弓形纹多于男性,而斗形纹较男性略少。

3. 计数不同类型指纹的嵴纹:弓形纹由于没有圆心和三叉点,计数为零。箕形纹和斗形纹则可从中心到三叉点中心绘一直线,计算直线通过的嵴纹数。斗形纹因有 2 个三叉点,可得到 2 个数值,只计多的一侧数值。双箕斗分别先计算两圆心与各自三叉点连线所通过的嵴纹数,再计算两圆心连线所通过的嵴纹数,然后将 3 个数加起来的总数除以 2,即为该指纹的嵴纹数。

4. 计算指纹的嵴纹总数(total finger ridge count,TFRC):TFRC 为 10 个手指嵴纹数的总和。正常男性(46,XY)TFRC 的平均数为 145;正常女性(46,XX)TFRC 的平均数为 127;核型为 47,XXY 的患者 TFRC 的平均数为 114;核型为 48,XXYY 的患者 TFRC 的平均数为 106;核型为 49,XXXYY 的患者 TFRC 的平均数为 93;核型为 49,XXXXY 的患者 TFRC 的平均数为 49。

5. 观察掌纹和测量 atd 角:手掌分为 6 个区,即大鱼际区、小鱼际区和 4 个指间区。大鱼际区位于拇指下方;小鱼际区位于小指下方;指间区是从拇指到小指指根部的区域($I_1 \sim I_4$)。在示指、中指、环指和小指的根部,都有由 3 个方向来的纹线集成的三叉点,分别标为 a、b、c、d 点。正常人手掌靠腕部的大、小鱼际之间具有 1 个三叉点,称为轴三叉或 t 三叉。从三叉点 a 和三叉点 d 分别画直线与 t 三叉点相连,即构成 atd 角。可用量角器测量 atd 角的大小,并确定三叉点 t 的具体位置。三叉点 t 的位置离掌心越远,即离远侧腕关节褶线越近,atd 角度数越小;而三叉点 t 的位置离掌心越近,离腕关节褶线越远,atd 角就越大。我国正常人 atd 角的平均值为 41°,先天愚型儿的 atd 角可达 70°。

6. 观察指褶纹和掌褶纹:褶纹是手掌和手指屈面各关节弯曲活动处所显示的纹理。褶纹实际上不是皮肤纹理,但由于染色体病患者的指褶纹和掌褶纹有改变,因此列入皮纹中进行分析。

(1)指褶纹:正常人除拇指只有一条指褶纹外,其余四指都有 2 条指褶纹与各指关节相对应。

(2)掌褶纹:分为以下几型。①普通型:正常人手掌褶纹多为 3 条,即远侧横褶纹、近侧横褶纹和大鱼际纵褶纹。②通贯掌:又称猿线,由远侧横褶纹与近侧横褶纹连成一条直线,横贯全掌而形成。③变异Ⅰ型:也称桥贯掌,表现为远侧和近侧横褶纹借助一条短的褶纹连接。④变异Ⅱ型:又称叉贯掌,为一横贯全掌的褶纹,在其上、下方各伸出一个小叉。⑤悉尼掌:表现为近侧横褶纹通贯全掌、远侧横褶纹仍呈正常走向,因多见于澳大利亚正常悉尼人群中,故而得名。

【实验结果】

1. 观察自己指纹、掌纹、指褶纹和掌褶纹的类型。

2. 将自己指纹的类型及嵴纹数填入表 3-1-1 中,并计算 TFRC 和全班男、女同学 TFRC 的平均值。

3. 测量双手的 atd 角。

表 3-1-1　皮纹分析图

姓名					性别			民族		
观察项目	左手					右手				
指纹类型和嵴纹数	拇指	示指	中指	环指	小指	拇指	示指	中指	环指	小指
TFRC										
atd 角										
掌褶纹										

（侯　　妮）

实验二　人类 ABO 血型的测定及其基因频率的计算

【实验目的】

1. 了解 ABO 血型的测定方法。
2. 熟悉 ABO 血型基因频率的计算方法。

【实验原理】

人类的 ABO 血型是单基因遗传,由一组复等位基因(I^A、I^B 和 i,I^A 和 I^B 分别对 i 为显性)所控制,定位于 9q34.2(表 3-2-1)。A 抗原只能和抗 A 结合,B 抗原只能和抗 B 结合。两种标准血清内所含每一种抗体将凝集含有相应抗原的红细胞,因此可以根据红细胞抗原的有无和血清中抗体的存在情况,以及是否发生凝集反应来确定血型:一种血液的红细胞,在 A 型标准血清中发生凝集者,为 B 型;在 B 型标准血清中发生凝集者,为 A 型;其在两种标准血清中都发生凝集者,为 AB 型;在两种标准血清中都不发生凝集者,为 O 型(表 3-2-1)。

表 3-2-1　ABO 血型的遗传特征

表型(血型)	基因型	红细胞膜上的抗原	血清中的天然抗体
A 型	$I^A I^A$、$I^A i$	A	抗 B
B 型	$I^B I^B$、$I^B i$	B	抗 A
AB 型	$I^A I^B$	A、B	无
O 型	ii	无	抗 A 或抗 B

【实验用物与试剂】

1. 实验对象:人耳垂血或手指血。
2. 实验用物:载玻片、一次性采血针、酒精棉球、干棉球、显微镜等。
3. 实验试剂:A 型标准血清、B 型标准血清。

【实验内容与方法】

1. 人类 ABO 血型的测定:具体如下。

(1)取 1 张清洁的载玻片,于左、右半部各画 1 个方格,分别标记 A 和 B;用吸管分别吸取 1 滴 A 型标准血清(含抗 B 凝集素)或 B 型标准血清(含抗 A 凝集素),滴入相应方格内。

(2)先用酒精棉球消毒耳垂或指端,再用一次性采血针刺破皮肤,待出血后,用一次性采血针的一端采血少许,搅拌在 A 型标准血清中,拌匀后,再用一次性采血针的另一端沾血少许,搅拌在 B 型标准血清中。切记不能使 A、B 血清相混。

(3)在室温下,每隔数分钟表轻轻晃动载玻片几次,以加速凝集;等 5～10 min 后,观察有无凝集现象。若混匀的血清由混浊变为透明,出现大小不等的红色颗粒,则表明有凝集现象。若观察不清,可在显微镜下观察:凡红细胞分散者为不凝集,红细胞成群且出现粘连者为凝集。

(4)根据表 3-2-2 判断血型。

表 3-2-2　ABO 血型的测定

血型	A 型标准血清	B 型标准血清
A 型	−	+
B 型	+	−
AB 型	+	+
O 型	−	−

注:出现凝集者记为"+",不出现凝集者记为"−"。

(5)实验时需注意:①标准血清必须有效。②红细胞悬液不宜过浓或过稀。③凝集反应的时间和温度要适中。若室温过高,可将玻片放于加有湿棉花的培养皿中以防干涸;若室温过低,可将玻片置于 37 ℃恒温箱中,以促其凝集。④辨别假阴性和假阳性。

2. ABO 血型基因频率的计算法:根据血型测定的结果,计算出各血型(表型)的频率。假设群体为遗传平衡,可根据公式计算 I^A、I^B 和 i 的基因频率(表 3-2-3)。

表 3-2-3　ABO 血型基因频率的计算

表现型(血型)	基因型	频率
A 型	$I^A I^A$、$I^A i$	$p^2 + 2pr$
B 型	$I^B I^B$、$I^B i$	$q^2 + 2qr$
AB 型	$I^A I^B$	$2pq$
O 型	ii	r^2

注:i 的频率 $r = \sqrt{O}$;I^A 的频率 $p = 1 - \sqrt{B+O}$;I^B 的频率 $q = 1 - \sqrt{A+O}$。

【实验结果】

1. 记录全部同学血型的分布情况,统计各血型的分布频率。

2. 计算本班或本年级学生显性基因 I^A、I^B 和 i 的基因频率。

(侯　妮)

实验三　人类苯基代硫脲尝味试验及其基因频率的计算

【实验目的】

1. 通过苯基代硫脲尝味试验了解不完全显性遗传。
2. 掌握等位基因频率和基因型频率的计算方法。
3. 掌握遗传平衡群体的判定方法。

【实验原理】

苯基代硫脲(phenylthiocarbamide,PTC)简称苯硫脲,是一种白色结晶状药物,有苦涩味。人类第 7 号染色体上存在有显性基因 T 和隐性基因 t。显性基因 T 的存在决定了PTC 尝味者,而味盲决定于纯合的隐性基因 tt 的存在。人类对 PTC 的尝味能力属不完全显性遗传。

基因型为 TT 和 Tt 的人对 PTC 都有尝味能力,称 PTC 尝味者(能尝出 1/750000～1/50000 浓度 PTC 溶液的苦涩味,少数人甚至可感到甜味)。其中,显性纯合子(TT)的尝味能力强,能尝出 1/3000000～1/750000 浓度 PTC 溶液的苦味,而杂合子(Tt)的尝味能力相对较低(能尝出 1/400000～1/50000 浓度 PTC 溶液的苦味),不敏感,因为 T 对 t是不完全显性的。隐形纯合子(tt)的人对 PTC 的味觉最差,只能尝出大于 1/24000 浓度PTC 溶液的苦味,甚至连 PTC 粉末结晶也尝不出苦涩味,完全缺如,称为 PTC 味盲者。不同民族和个体的尝味能力不同,汉族人的味盲率约占 10％,而壮族人的味盲率仅约占4％。有调查表明,纯合味盲(tt)者易患结节性甲状腺肿,原发性青光眼患者味盲率占26％,先天愚型中味盲者亦较多。因此,可以把 PTC 尝味能力作为一种辅助性诊断指标。

群体是同一物种生活于某一地区并能相互杂交的个体群。一个群体所具有的全部遗传信息,即群体中进行有性生殖的所有个体所拥有的基因型构成基因库。群体中的遗传基因和基因型需要保持平衡,才能保证物种的世代繁殖。在研究群体变化、群体中遗传病的变化时,需要了解等位基因频率(即基因频率)和基因型频率在人群中的维持、变化及其规律。基因型频率指某一基因型占所有基因型的比例。基因频率是群体中某一基因的占比。群体中某一特定基因的频率可以从基因型频率来推算。

【实验试剂】

1~14号PTC溶液(表3-3-1)。

【实验内容与方法】

1.PTC尝味试验:具体如下。

(1)分别在每位受测者舌根部滴入5或6滴不同浓度的PTC溶液(从低浓度到高浓度依次尝试),仔细品尝。

(2)记录受测者第一次尝到苦味时的溶液等级号,并将新感觉到的味(有无苦涩味)记录于表3-3-1中。对尝味结果报告不确切或模棱两可者,可重复进行测试,直至认为结果可靠后,才记录其溶液等级号。

(3)按照表3-3-1的尝味结果,分析受测者的基因型与尝味能力(表现型)。

(4)注意事项:测试时一定要从低浓度到高浓度,每换不同号溶液时,要用蒸馏水漱口;另外,在测试时,可以用蒸馏水和PTC溶液交替测试,以避免受测者的臆想和猜测。

表3-3-1 PTC尝味试验

溶液	溶液配制	浓度	基因型	表现型
1	称取1.3 g的PTC,溶于1 L蒸馏水中(20 ℃ 2 d可完全溶解,加热溶解亦可)	1/770	tt	味盲
2	取1号溶液50 mL,用蒸馏水稀释一倍	1/1540	tt	味盲
3	取2号溶液50 mL,用蒸馏水稀释一倍	1/3080	tt	味盲
4	取3号溶液50 mL,用蒸馏水稀释一倍	1/6160	tt	味盲
5	取4号溶液50 mL,用蒸馏水稀释一倍	1/12320	tt	味盲
6	取5号溶液50 mL,用蒸馏水稀释一倍	1/24640	Tt	杂合尝味者
7	取6号溶液50 mL,用蒸馏水稀释一倍	1/49280	Tt	杂合尝味者
8	取7号溶液50 mL,用蒸馏水稀释一倍	1/98560	Tt	杂合尝味者
9	取8号溶液50 mL,用蒸馏水稀释一倍	1/197120	Tt	杂合尝味者
10	取9号溶液50 mL,用蒸馏水稀释一倍	1/394240	Tt	杂合尝味者
11	取10号溶液50 mL,用蒸馏水稀释一倍	1/788480	TT	纯合尝味者
12	取11号溶液50 mL,用蒸馏水稀释一倍	1/1576960	TT	纯合尝味者
13	取12号溶液50 mL,用蒸馏水稀释一倍	1/3153920	TT	纯合尝味者
14	取13号溶液50 mL,用蒸馏水稀释一倍	1/6307840	TT	纯合尝味者

2.根据表3-3-2,计算T和t的基因频率。

表 3 - 3 - 2　基因频率的计算

表现型	基因型	频率
味盲	tt	q^2
杂合尝味者	Tt	$2pq$
纯合尝味者	TT	p^2

【实验结果】

1. 你能尝出何种浓度 PTC 溶液的苦涩味？你属于哪一类型的 PTC 尝味能力？基因型如何？记录试验结果。

2. 统计并计算本班或本年级全部同学的 PTC 尝味性状的基因型频率，计算显性基因 T 和隐性基因 t 的基因频率，并通过卡方检验基因型频率的观察值和期望值判断该位点在该群体中是否达到遗传平衡。

（侯　妮）

实验四　群体遗传学分析

一、人类血型鉴定

实验的目的是根据人类血液中红细胞膜上的抗原蛋白的种类进行血型系统分类。

(一)MN血型鉴定

【实验原理】

人类的MN血型是继ABO血型后被检出的第二种与ABO血型独立遗传的血型。MM血型个体的红细胞表面有M抗原,由LM基因决定;NN血型个体的红细胞表面有N抗原,由LN基因所决定;而MN血型个体既有表面有M抗原的红细胞,又有表面有N抗原的红细胞,LM与LN基因并存。这一对等位基因分别控制不同的抗原物质,在杂合体中同时表现,因而称为并显性。以MM血型纯合体LMLM与NN血型纯合体LNLN为双亲的子女均为MN血型(LMLN)。MN血型个体与MN血型个体间的婚配,其后代有3种血型,即MM型、MN型及NN型的表型,其比率为1∶2∶1。MN抗原由M抗原和N抗原两类抗原组成,如果用神经氨酸酶将M抗原切去1个唾液酸(N-乙酰神经氨酸),则为N抗原,如果再切去1个唾液酸,则其抗原性完全失去。MN抗原的抗原性还和肽链上的氨基有关,若将氨基用乙酰基保护后,即失去抗原(表3-4-1)。

表3-4-1　MN血型遗传特征

表型	基因型	红细胞膜上的抗原	血清中的天然抗体
M	MM	M	抗N
N	NN	N	抗M
MN	MN	MN	—

【实验内容与方法】

MN血型鉴定试验操作:测定步骤同ABO血型的测定步骤,用抗M血清和抗N血清取代抗A血清和抗B血清即可。

【实验结果】

MN血型鉴定试验结果判断:

M 型:红细胞与抗 M 血清发生凝集。

N 型:红细胞与抗 N 血清发生凝集。

MN 型:红细胞与抗 M 血清和抗 N 血清都发生凝集。

(二)Rh(D)血型鉴定

【实验原理】

Rh 血型系统即恒河猴(*Rhesus Macacus*)血型系统,是人类的一种血型系统,有阴性与阳性之分。当一个人的红细胞上存在一种 D 血型物质(抗原)时,则称为 Rh 阳性,用"Rh(+)"表示;当缺乏 D 抗原时,即为 Rh 阴性,用"Rh(-)"表示。大部分人都为 Rh 阳性。Rh 系统可能是红细胞血型中最复杂的一个系统,其重要性仅次于 ABO 系统。Rh 血型鉴定系采用不完全抗体血清。不完全抗体血清属 IgG 型,分子量小,在生理盐水介质中不能与相应红细胞发生凝集,用木瓜酸可以破坏在红细胞表面带电荷的唾液酸,从而降低红细胞表面电荷,使其得以靠拢,并使其有特异性不完全抗体能与经酶处理的具备相应抗原红细胞发生凝集。

【实验内容与方法】

(1)制备酶处理红细胞悬液:将受检者、D 对照、d 对照 3 种红细胞各用生理盐水洗涤 1 次,离心,各取压积红细胞 1 滴,分别加入配制的木瓜酶 1 滴,混合,置 37 ℃水浴 10 min,取出,用盐水再洗涤 1 次,各配成 5%红细胞生理盐水悬液。

(2)取出上述 3 种酶处理的红细胞悬液,各滴 1 滴于已标记的 3 支试管中。

(3)分别在每支试管内加抗 D 不完全抗体血清 1 滴,混匀,置 37 ℃水浴中后,取出轻轻摇动,观察结果。

【实验结果】

各管均不出现凝集者为"d";D 对照管和受检者出现凝集,而 d 对照管无凝集者为"D"。由于"D"抗原性弱,受检者可无凝集,因此不能立刻判断,必须排除"D"的可能。

二、Hardy - Weinberg 定律的检测

在一个群体无限大且又具备随机交配、没有突变、没有选择、没有遗传漂变的情况下,群体内一个位点上的基因型频率和基因频率将代代保持不变,处于遗传平衡状态,这一平衡状态就称为 Hardy - Weinberg 平衡。

1. 基因频率的计算:按公式求出显性基因(p)的频率和隐性基因(q)的频率。

$$p = \frac{n_1 \times 2 + n_2}{N \times 2}$$

$$q = \frac{n_3 \times 2 + n_2}{N \times 2}$$

式中，n_1 为 TT 基因型个体数，n_2 为 Tt 基因型个体数，n_3 为 tt 基因型个体数，N 为班级中个体总人数。

2. 基因型频率的计算：用所求得的基因频率，按 Hardy – Weinberg 定律公式（$p^2 + 2pq + q^2 = 1$），求出显性纯合子（$TT = p^2$）、杂合子（$Tt = 2pq$）及隐性纯合子（$tt = q^2$）的基因型频率。

3. 求各种基因型个体的理论值：将所求得的基因型频率与班级总人数相乘，即可得出班级中各基因型个体的预期理论人数。

4. 卡方（χ^2）检验：假设我们所在班级的群体是一个遗传平衡群体，检测各基因型的理论预期值与实际测得值之间的吻合程度进行验证，可用 χ^2 检验。公式如下：

$$\chi^2 = \sum \frac{(O - E)^2}{E}$$

式中，O 为实际观察值；E 为预期理论值。

求出的 χ^2 值（$\chi^2_{0.05}$）若小于 3.84，$df = 1$（自由度为 1），则说明预期理论值与实际观察值吻合，即该班级是一个遗传平衡群体。否则，该群体没有达到遗传平衡。同理，可求出 MN 血型及 ABO 血型的基因及基因型频率。ABO 血型为复等位基因控制，达到遗传平衡时，各基因型频率满足于下式：

$$P^2 + q^2 + r^2 + 2pq + 2pr + 2qr = 1 \quad (p = I^A; q = I^B; r = i)$$

三、卷舌性状的调查

在人群中，有的人能够卷舌，即舌的两侧能在口腔中向上卷成筒状，称为卷舌者（tongue roller），受显性基因（T）控制；有的人则不能卷舌。大家可相互观察或对着镜子观察自己是否具有卷舌能力，或对自己的家族进行调查，绘系谱图，确定该性状的遗传特性。

四、眼睑性状的调查

人群中的眼睑可分为单重睑（俗称单眼皮，又叫上睑赘皮）和双重睑（俗称双眼皮）两种性状。一些人认为，双眼皮受显性基因控制，为显性性状；单眼皮为隐性性状。关于这类性状的性质和遗传方式，目前尚有争论，还有待进一步研究；或可以调查一下自己家族中有关成员的眼睑情况，并绘制成系谱图，分析其遗传方式。

五、耳垂性状的调查

人群中的不同个体的耳朵可明显区分为有耳垂与无耳垂两种情况。该性状是受一对等位基因所控制的,有耳垂为显性性状,无耳垂为隐性性状。调查你的家庭各成员的耳垂性状,是否符合孟德尔式遗传;亦可调查全班同学的耳垂出现频率。

六、额前发际的调查

在人群中,有些人前额发际基本上属于平线,有些人在前额正中发际向下延伸呈峰形,即明显向前突出,形成"V"字形发际,称为"寡妇尖"。"V"字形发际属于显性遗传。调查班级中同学的前额发际,呈峰形者,记为"V";呈平线者,记为"—"。

（童东东　马　捷）

第四部分　临床遗传学实验

实验一　人类遗传病系谱分析

【实验目的】

1. 了解人类常见的单基因遗传性状。
2. 区分数量性状和质量性状。
3. 掌握单基因遗传性状或疾病系谱分析。

【实验原理】

遗传病的诊断是开展遗传病防治工作的基础。遗传病的诊断主要是通过病史、家族史的咨询和调查来绘制系谱图,再通过临床诊断、染色体核型分析、生化与基因诊断、杂合子筛查、皮纹检查及辅助性器械检查等方法,尽力做出明确的诊断。系谱分析是根据对患者及其家族成员发病情况的调查结果绘制系谱图,有助于区分单基因病和多基因病等,并明确遗传方式。系谱分析应注意系谱的系统性、完整性和可靠性。单基因遗传指人类性状或疾病由单基因控制(即 1 对等位基因决定),表现为质量性状遗传。多基因遗传指人类性状或疾病由多基因控制(即 2 对或 2 对以上等位基因所决定),表现为数量性状遗传。

【实验准备】

1. 实验对象:参试人员。
2. 实验用物:放大镜、量角器等。

【实验内容与方法】

1. 常见的单基因遗传性状:在进行人类遗传病系谱分析时,需先掌握系谱(pedigree)分析的常用符号,如图 4-1-1 所示。

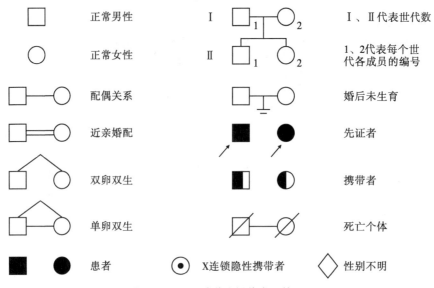

图 4-1-1 系谱分析的常用符号

(1)卷舌和平舌遗传:人群中,有些人能够卷舌,即舌的两侧能够在口腔中向上卷成筒状,称为卷舌者,受显性基因 D 控制;而有些人则不能卷舌。大家可相互观察,或对着镜子观察自己是否具有卷舌能力;或者对自己的家族进行调查,绘制系谱图,确定该性状的遗传特征。

(2)眼睑遗传:人体的眼睑分为单重睑(俗称单眼皮,又叫上睑赘皮)和双重睑(俗称双眼皮)两种性状。单重睑为隐性性状,双重睑为显性性状。可以调查一下自己家族中有关成员的眼睑情况,并绘制系谱图,分析其遗传方式。

(3)耳垂遗传:在耳郭下方有半圆稍隆起的耳壳,称为耳垂。有些人有耳垂,有些人则无耳垂。该性状是受一对等位基因控制的,有耳垂的为显性性状,无耳垂的为隐性性状。

(4)前额发突遗传:有些人前额发际基本上属于平线;有些人的前额正中发际向下延伸,呈峰形,即明显向前突出,形成"V"字形,称为"寡妇尖",属显性遗传。调查班级中同学的前额发际情况,呈锋形者,记为"V";呈平线者,记为"—"。

(5)头发的直卷性状遗传:直发为隐性性状,卷发则为显性性状。在人群中,大多数人的头发是顺直的,基因型为 BB;有些人在自然状态下头发是卷曲的,卷发的横截面呈椭圆形,其基因型为 bb;还有些人的头发呈波浪式,其基因型为 Bb。

(6)拇指关节远端超伸展遗传:有些人拇指的最后一节能弯向桡侧,可与拇指垂直轴线成60°角,呈隐性遗传,即该性状的隐性纯合性个体的拇指端可向后卷曲60°。调查班级中哪些同学有此性状,统计该性状出现的频率。

(7)左利与右利遗传:左利与右利指人们的用手习惯,左利为隐性性状,右利为显性性状。研究表明,双亲习惯用右手,孩子惯用左手的频率为6%;双亲之一惯用左手,孩子惯用左手的频率为17％;双亲惯用左手,孩子惯用左手的频率为50％。杂合体惯用右手或左手取决于环境变异。

(8)手指嵌合时左拇指在上与右拇指在上:自然地将两只手的手指交叉握在一起,有些人左手的拇指在上,有些人右手的拇指在上。左手拇指在上的为显性遗传,右手拇指在上的为隐性遗传。

2. 单基因遗传病的类型:具体如下。

(1)常染色体显性遗传病:显性致病基因位于1~22号常染色体上,正常为aa;患者为Aa,AA。常染色体显性遗传病的特征:①患者双亲之一为患者;②患者同胞有1/2为患者;③男、女患病机会均等;④连续传代。例如,常染色体显性遗传病中亨廷顿病的遗传特征如图4-1-2所示。

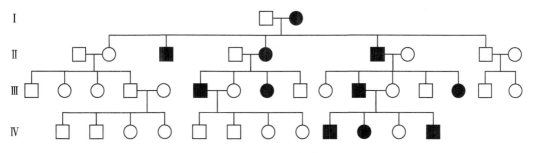

图4-1-2　亨廷顿病患者的系谱分析

(2)常染色体隐性遗传病:正常为AA,携带者为Aa,患者为aa。常染色体隐性遗传病的特征:①患者双亲一般均正常,但都是致病基因携带者;②患者同胞有1/4为患者;③男、女患病机会均等;④可表现为散发;⑤近亲婚配会增加发病风险。例如,常染色体隐性遗传病中眼皮肤白化病的遗传特征如图4-1-3所示。

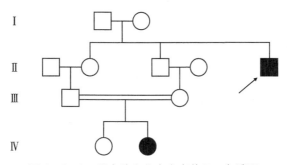

图4-1-3　眼皮肤白化病患者的ⅠA家系图

(3)X连锁显性遗传病:显性致病基因(B)位于X染色体上。X连锁显性遗传病的特征:①患者双亲之一为患者;②女性患者多于男性患者,且女性患者病情较轻;③男性患者的所有女儿均为患者,而儿子均正常;④连续传代。例如,X连锁显性遗传病中抗维生素D佝偻病的遗传特征如图4-1-4所示。

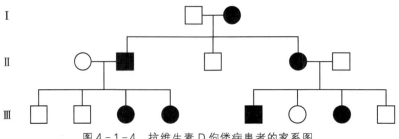

图4-1-4　抗维生素D佝偻病患者的家系图

(4)X连锁隐性遗传病:隐性致病基因(b)位于X染色体上。X连锁隐性遗传病的特征:①患者双亲中,母亲为携带者;②群体中,男性患者多于女性患者;③交叉遗传(如男性从母亲获得的X染色体将来仅能传给女儿);④隔代遗传。例如,X连锁隐性遗传病中红绿色盲的遗传特征如图4-1-5所示。

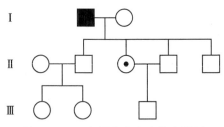

图4-1-5　红绿色盲患者的家系图

(5)Y连锁遗传病:全男性遗传。例如,Y连锁遗传病中外耳道多毛症的遗传特征如图4-1-6所示。

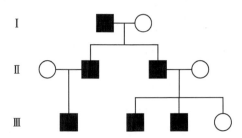

图4-1-6　外耳道多毛症患者的家系图

3. 发病风险的估计。

(1)分析原则:①判断是哪种类型的单基因遗传病;②如果可以用孟德尔遗传规律直接推算出发病率,就应用其进行推算;③如果不能用孟德尔遗传规律直接推算出,则先从确定基因型的个体入手,通过亲缘系数推算待评估个体的双亲含有致病基因的概率;④若存在多个确定基因型的个体,利用就近原则,即通过距离待评估个体的双亲最近的确定基因型个体推算;⑤当一个个体是家族外群体中随机来的,如果不能直接推算其基因型,则默认其不含致病基因,原因是单基因群体发病率非常低,可忽略不计;⑥根据待评估个体的双亲含有致病基因的概率进行推算。

(2)例题:具体如下。

1)图 4-1-7 为眼皮肤白化病患者的ⅠA家系图,请分析Ⅳ1的发病风险。

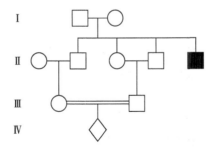

图 4-1-7 眼皮肤白化病患者的ⅠA家系图

分析:此家系为常染色体隐性遗传,要求得Ⅳ1的发病风险,则需求出Ⅲ1和Ⅲ2含有致病基因a的概率。首先,推断Ⅱ5的基因型为aa,进而确定Ⅰ1和Ⅰ2的基因型为Aa;而Ⅱ2和Ⅱ3含有致病基因(即基因型为Aa)的概率通过孟德尔遗传规律推断均为2/3;Ⅲ1和Ⅲ2的基因型通过亲缘系数推算,Ⅲ1和Ⅲ2含有致病基因的概率(即杂合子的概率)均为2/3×1/2。那么,Ⅳ1的发病风险则为:(2/3×1/2)×(2/3×1/2)×1/4=1/36。

2)图 4-1-8 为β地中海贫血患者的家系图,请分析Ⅳ1的发病风险。

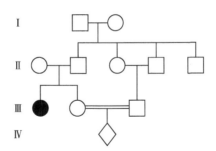

图 4-1-8 地中海贫血患者的家系图

分析:此家系为常染色体隐性遗传,Ⅲ1的基因型为aa,而Ⅱ1和Ⅱ2的基因型均为Aa,Ⅲ2为Aa的概率为2/3,Ⅲ3为Aa的概率为1/2×1/2。那么,Ⅳ1的发病率为2/3×(1/2×1/2)×1/4=1/24。

3)图 4-1-9 为甲型血友病患者的家系图,请分析Ⅳ1的发病风险。

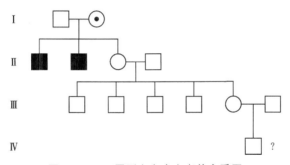

图 4-1-9 甲型血友病患者的家系图

分析:此家系为 X 连锁隐性遗传。Ⅰ1 的基因型为 X^aY,Ⅰ2 的基因型为 X^AX^a。那么,Ⅳ1 的发病率为 $1/2×1/2×1/2＝1/8$。

【注意事项】

1. 在进行系谱分析时,首先应确定某个遗传性状或疾病是哪种遗传方式。

2. 进行风险估算时,可依据分析原则进行计算。

【作业与思考题】

1. 针对自己家族的某种遗传性状或疾病绘制系谱图,并进行系谱特征分析?

2. 图 4 - 1 - 10 为苯丙酮尿症(AR)患者的家系图,请分析Ⅳ1 的发病风险?

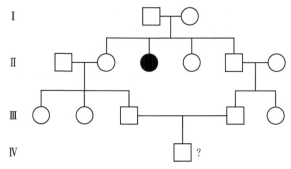

图 4 - 1 - 10 苯丙酮尿症患者的家系图

(赵凌宇 吴 锋)

实验二　遗传病再发风险估计(Bayes 法)

【实验目的】

熟练掌握 Bayes 法在系谱分析中的应用。

【实验原理】

Bayes 定理是条件概率中的基本定理之一,又称逆概率定律。Bayes 定律用文字表述,即后概率等于单项前概率乘以条件概率,再除以各单项前概率乘以条件概率的积。Bayes 定理在遗传咨询中应用于在双亲之一或双方的基因型未知的情况下,估计未发病子女的概率;或已有正常子女出生,估计以后出生子女的再发风险率,从而使遗传咨询结果更加准确。

(1)前概率:根据孟德尔分离定律推算的某成员具有某基因型的理论概率。

(2)条件概率:可能发病、未发病的概率。

(3)联合概率:为前概率和条件概率说明的两个事件同时出现的概率,即前概率和条件概率的乘积。

(4)后概率:即假设特定条件下的联合概率除以所有假设条件下联合概率之总和,也就是联合概率的相对概率。

注意:首先找出条件,即可能发病、未发病的个体;然后判断校正对象,即拥有条件者均为校正对象(条件可能是后代或自身)。

【实验准备】

实验用材料:不同类型的家系。

【实验内容与方法】

本次实验以例题的形式进行讲解。

1. 图 4-2-1 为 X 连锁隐性遗传病患者的家系图,分别用孟德尔遗传规律和 Bayes 法分析Ⅳ1 的发病风险。

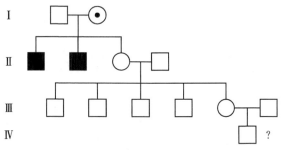

图4-2-1 X连锁隐性遗传病患者的家系图

分析：

(1)孟德尔遗传规律分析：1/2×1/2×1/2＝1/8。

(2)Bayes法分析：

校正对象：Ⅱ3(条件为其4个儿子Ⅲ1、Ⅲ2、Ⅲ3、Ⅲ4)。

Ⅱ3：	X^AX^a	X^AX^A
前概率：	1/2	1/2
条件概率：	$(1/2)^4$	$(2/2)^4$
联合概率：	$1/2×(1/2)^4$	$1/2×(2/2)^4$
后概率：	1/17	16/17

那么，Ⅳ1的发病率为 1/17×1/2×1/2＝1/68。

2. 图4-2-2为亨廷顿病患者的家系图，Ⅱ1为50岁(发病率为70％)，Ⅲ1为20岁(发病率为10％)，分别用孟德尔遗传规律和Bayes法分析Ⅲ1在50岁时的发病风险。

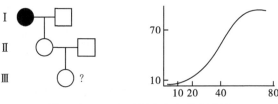

图4-2-2 亨廷顿病患者的家系图

分析：亨廷顿病为常染色体显性遗传病中的延迟显性。

(1)孟德尔遗传规律分析：1/2×1/2×70％＝7/40。

(2)Bayes法分析：

校正对象：Ⅱ1(条件为其自身，自身可能发病，但是没有发病)。

Ⅱ1：	Aa	aa
前概率：	1/2	1/2
条件概率：	30％	100％
联合概率：	3/20	10/20
后概率：	3/13	10/13

校正对象：Ⅲ1(条件为其自身，自身可能发病，但是没有发病。注意：凡有条件者，均

为校正对象;只要是校正对象,均要进行校正,因而此题需要校正 2 次)。

Ⅲ1:	Aa	aa
前概率:	$3/13×1/2$	$1-3/13×1/2$
条件概率:	90%	100%
联合概率:	$3/13×1/2×90\%$	$1-3/13×1/2$
后概率:	27/257	230/257

那么,Ⅲ1 在 50 岁时的发病风险为 $27/257×70\%=189/2570$。

3. 图 4-2-3 为常染色体隐性遗传病患者的家系图,分别用孟德尔遗传规律和 Bayes 法分析Ⅲ2 的发病风险。

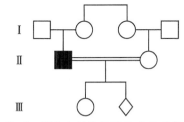

图 4-2-3　常染色体隐性遗传患者的家系图

分析:

(1)孟德尔遗传规律分析:$1/2×1/2×1/2=1/8$。

(2)Bayes 法分析:

校正对象:Ⅱ2(条件为其女儿Ⅲ1)。

Ⅱ2:	Aa	AA
前概率:	1/4	3/4
条件概率:	1/2	2/2
联合概率:	1/8	3/4
后概率:	1/7	6/7

那么,Ⅲ1 的发病风险为 $1/7×1/2=1/14$。

4. 图 4-2-4 为常染色体隐性遗传病患者的家系图,分别用孟德尔遗传规律和 Bayes 法分析Ⅳ2 的发病风险。

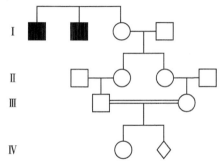

图 4-2-4　常染色体隐性遗传病患者的家系图

分析：

(1)孟德尔遗传规律分析：2/3×1/2×1/2×2/3×1/2×1/2×1/4＝1/144。

(2)Bayes法分析：

校正对象：Ⅲ1×Ⅲ2(Ⅲ1和Ⅲ2同时为校正对象，只有他们同时为携带者时，子女可能发病，而其子Ⅳ1为他们的条件，因此需对他们同时进行校正)。

Ⅲ1×Ⅲ2	Aa×Aa	AA×Aa＋AA×AA
前概率：	1/6×1/6	1－1/6×1/6
条件概率：	3/4	4/4
联合概率：	1/6×1/6×3/4	(1－1/6×1/6)×4/4
后概率：	3/143	140/143

那么，Ⅳ2的发病风险为3/143×1/4＝3/572。

5.图4－2－5为X连锁隐性遗传病患者的家系图，分别用孟德尔遗传规律和Bayes法分析Ⅲ2的发病风险。

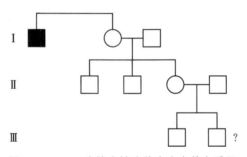

图4－2－5　X连锁隐性遗传病患者的家系图

分析：

(1)孟德尔遗传规律分析：1/2×1/2×1/2＝1/8。

(2)Bayes法分析：

校正对象：Ⅰ2(条件为其2个儿子Ⅱ1、Ⅱ2)。

Ⅰ2	$X^A X^a$	$X^A X^A$
前概率：	1/2	1/2
条件概率：	$(1/2)^2$	$(2/2)^2$
联合概率：	$(1/2)^3$	1/2
后概率：	1/5	4/5

校正对象：Ⅱ3(条件为其儿子Ⅲ1。注意：凡有条件者，均为校正对象，均需要校正，因此本题需要校正2次)。

Ⅱ3	$X^A X^a$	$X^A X^A$
前概率：	1/5×1/2	1－1/5×1/2

条件概率：1/2　　　　　　　2/2

联合概率：1/20　　　　　　　18/20

后概率：　1/19　　　　　　　18/19

那么，Ⅲ2的发病风险为 1/19×1/2＝1/38。

6. 图 4－2－6 为常染色体隐性遗传病患者的家系图，分别用孟德尔遗传规律和Bayes 法分析Ⅱ3 的发病风险。

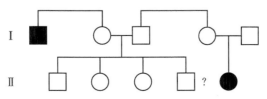

图 4－2－6　常染色体隐性遗传病患者的家系图

分析：

(1)孟德尔遗传规律分析：2/3×1/2×1/4＝1/12。

(2)Bayes 法分析：

校正对象：Ⅰ2×Ⅰ3(Ⅰ2 和Ⅰ3 同时为校正对象，条件为其 3 个子女Ⅱ1、Ⅱ2、Ⅱ3)。

Ⅰ2×Ⅰ3　Aa×Aa　　　　　AA×Aa＋ AA×AA

前概率：　2/3×1/2　　　　　　1－2/3×1/2

条件概率：(3/4)³　　　　　　(4/4)³

联合概率：9/64　　　　　　　2/3

后概率：　27/155　　　　　　128/155

那么，Ⅱ4 的发病风险为 27/155×1/4＝27/620。

【注意事项】

1. 应理解条件的概念。

2. 在进行 Bayes 法分析时，首先应确定条件个体，再通过条件判断校正对象。

3. 一个家系中可能存在多个校正对象，凡是校正对象，均需校正，因而可能需要进行多次校正。

【作业与思考题】

图 4－2－7 为眼皮肤白化病患者的ⅠA 家系图，请分别用孟德尔遗传规律和 Bayes 法分析Ⅴ4 的发病风险？

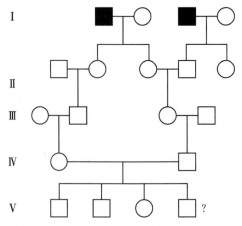

图 4-2-7　眼皮肤白化病患者的 I A 家系图

（赵凌宇）

实验三　临床遗传咨询

我国是人口大国,也是出生缺陷高发的国家之一。据《中国出生缺陷防治报告(2012)》数据显示,我国出生缺陷发生率约为 5.6%,每年新增出生缺陷病例总数高达 90 万例,给公共卫生工作带来了巨大负担。但在过去很长的一段时间里,出生缺陷并未得到有效的控制。近年来,随着二代测序等遗传学检测技术的快速发展,一系列新方法、新技术在遗传病的诊断中得以推广应用,并积累了大量的遗传数据,而解读这些数据并将数据转化应用到临床,则需要遗传咨询发挥作用。

遗传咨询是指经过专业训练的遗传咨询师将遗传学知识和遗传检测报告解读给咨询者,令其了解自身的遗传信息和相关遗传学检查结果。遗传咨询的内容包括携带者筛查,遗传病的诊断、治疗、预后,预测对后代的影响和复发风险。本次实验将以单基因遗传病和染色体病(21 -三体综合征)的遗传咨询为例,展示遗传咨询的基本步骤和注意事项,并介绍遗传咨询的相关伦理道德准则。

一、单基因遗传病的遗传咨询

【实验目的】

1. 掌握单基因遗传病的类型和遗传模式。
2. 熟悉单基因遗传病的遗传咨询流程。

【实验原理】

单基因遗传病是一类由生殖细胞或受精卵的单个基因突变所致的疾病,其传递方式遵循孟德尔遗传规律。根据致病基因所位于的染色体以及基因的显性或隐性性质不同,单基因病的遗传方式可分为 5 种,即常染色体显性(autosomal dominant,AD)、常染色体隐性(autosomal recessive,AR)、X 连锁显性(X - linked dominant,XD)、X 连锁隐性(X - linked recessive,XR)和 Y 连锁遗传(Y - linked inheritance)。临床上,通常通过家系分析(系谱分析)来判断疾病的遗传方式。

单基因病遗传咨询的内容包括疾病的诊断、有无有效的治疗方法、疾病的预后、预测对后代的影响和再次妊娠发生疾病的风险,针对风险相关的预防措施协助咨询者进行相关的诊断和治疗,如产前诊断、产前监测、选择性终止妊娠手术,以及介绍相关疾病的专业医疗救助机构和社会团体等。在咨询过程中,要根据咨询者的相关背景及需求尽可能地帮助咨询者做出对其本人和家庭最有利的选择,同时还要关注咨询者的心理反应,尽可能地对其进行适当的心理支持与疏导。

遗传咨询的一般原则适合于单基因病的遗传咨询,即尊重与平等原则、教育原则、信息公开原则、非指令的咨询原则、保护原则,关注咨询者的心理、社会和情感影响尺度。需要注意的是,在咨询中要充分知情,告知咨询者,使其真正理解他(她)的状况,了解所有干预措施的目的、意义、局限性。只有这样,才能做出对其最有利的选择。

【实验准备】

材料:不同类型的病例。

【实验内容与方法】

1. 临床病例:患者,女,13岁,因双脚无力、活动不灵来门诊就诊。初步病史采集如下:患者足月顺产,第一胎,出生体重为 3.0 kg,1岁左右学会走路,生长和智力发育均正常。3岁时发病,双脚无力,活动不灵,易跌跤,之后出现走路姿势异常,病情缓慢发展,出现腓骨肌萎缩,而后出现手部内在肌萎缩、肌无力、远端皮肤发厚。家族史:患者的母亲和外婆均有类似症状,未予诊断和治疗。患者的父亲体健。

查体:智力正常,四肢近端肌力正常,四肢远端感觉受损,腱反射消失;肌酶学检查正常;神经电生理检查提示周围运动感觉重度病变。

2. 遗传咨询:具体如下。

(1)帮助患者综合理解临床症状,与患者家属一起绘制家族系谱图。

综合患者的临床表现、遗传方式、查体及神经肌电图检查结果等,参照腓骨肌萎缩症(Charcot - Marie - Tooth,CMT)的诊断标准,可得出患者为临床确诊的 CMT。CMT 是一种遗传性周围神经病,遗传方式有常染色体显性遗传、常染色体隐性遗传及 X 连锁遗传。

询问家族史后,与患者家属一起绘制三代系谱图,具体如图 4 - 3 - 1 所示。从系谱图看,三代均为女性患病,且符合常染色体显性遗传方式的系谱特点,推测由基因异常导致的 CMT 可能性明显增高,建议进行基因检测,以协助进一步确诊。

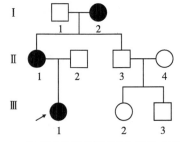

图 4 - 3 - 1　患者三代系谱图(黑色箭头所指为患者)

（2）明确该患者的分子遗传学诊断及测序报告解读：基因诊断是 CMT 确诊的关键。综合患者临床表现、遗传方式及神经肌电图检查结果，辅助患者家属了解目前公认的 CMT 基因诊断流程及检测技术的优缺点，在充分知情的情况下，患者家系选择全外显子组测序，明确基因突变。全外显子组测序结果显示，该患者 *MFN2* 基因第 281 位碱基由 G 突变为 A，导致第 94 位密码子编码的氨基酸由精氨酸变为谷氨酰胺（表 4 - 3 - 1），经查阅突变数据库，该突变为致病突变。对患者家系中所有成员进行 *MFN2* 基因突变检测发现，Ⅰ2 和Ⅱ1 均携带此致病突变，其余成员未发现突变。因此，可以确诊该患者为 CMT2A 型，该家系致病基因为 *MFN2*（c.281G＞A）。

表 4 - 3 - 1　先证者家系全外显子组测序结果

突变基因	染色体位置	转录本编号	核苷酸改变（外显子）	氨基酸改变	杂合性	评级	疾病及遗传方式
MFN2	chr1:12062070 - 12062070	NM_001127660.1	c.281G＞A（exon4）	p.R94Q	先证者：杂合 父亲：野生 母亲：杂合	致病性	腓骨肌萎缩症（2A 型），AD

（3）患者家系的遗传咨询：CMT 患者的智力发育和生理发育均能达到正常水平，也不会影响寿命，主要表现为影响患者日常生活的便利性。由于致病基因位于常染色体上，因而此突变基因的遗传与性别无关，即男、女患病的机会均等；疾病呈连续传递，因此系谱中连续几代都出现了患者。双亲均无病时，子女一般不会患病，除非发生新的基因突变，不过概率比较低。患者的同胞和子女均有 50％ 可能患此病，可通过产前诊断进行有效预防。根据患者的突变类型，在孕期对胎儿样本（孕早期的绒毛组织、孕中期的羊水及孕晚期的脐血）进行遗传学检测，可判断胎儿是否会罹患与患者相同突变所致的 CMT。

（4）CMT 的临床治疗：目前尚无有效的治疗方法，主要为对症治疗和支持治疗（包括康复训练、外科矫形手术和药物对症治疗等）。康复训练对于患者最为重要，如肌肉按摩、关节活动等，可通过穿戴踝足矫形器防止患者足部畸形进行性加重。此外，还应关注患者的心理健康。

【实验结果】

该患者可确诊为 CMT2A，且致病基因为 *MFN2*（c.281G＞A）。

【注意事项】

1. 在整个遗传咨询过程中，应当充分尊重咨询者的知情权和隐私权；进行基因检测等遗传学方面的检查时，需要签订书面的知情同意书。

2. 患者及家属常常有很大的心理压力，应注意给予心理疏导。

二、染色体病的遗传咨询

【实验目的】

1. 掌握染色体病的分类。
2. 熟悉染色体病的遗传咨询流程。

【实验原理】

染色体病是指由于染色体数目异常或结构畸变所致的疾病,临床上可表现出一系列复杂的症状与体征。根据累及的染色体的类型不同,染色体病可分为常染色体病和性染色体病;根据染色体改变性质的不同,染色体病又可分为染色体数目异常和染色体结构畸变。常染色体病的共同临床特征为先天性的智力低下,生长发育迟缓,常伴有面部、五官、四肢、内脏及皮肤等的畸形。性染色体病的临床表现变异较大,其共同的临床表现为不同程度的性发育异常。一部分染色体病伴有严重的致愚、致残和致死,目前尚无有效的治疗手段,只能通过有效的产前筛查、胚胎植入前诊断和产前诊断等进行预防。

染色体病遗传咨询的内容和一般原则与单基因病相同。不同的染色体病,其遗传咨询步骤基本相同,下面将以21-三体综合征(唐氏综合征)为例展示染色体病遗传咨询的完整过程。

【实验准备】

材料:不同类型的案例。

【实验内容与方法】

1. 临床病例:患儿,男,4个月,因"特殊面容"来门诊就诊。初步病史采集如下:患儿足月顺产,第一胎,出生体重为2.8 kg,出生后有特殊面容,具体表现为眼距宽、眼裂小、外眦上斜、内眦赘皮、低鼻梁、低耳位、张口吐舌和流涎多等,伴有全身肌张力低下,目前竖头不稳。患儿的母亲35岁、父亲37岁,均体健,否认有遗传病家族史,父母非近亲婚配。本次孕中期未进行唐氏综合征的筛查或诊断。

查体:身长63 cm,头围41.7 cm,体重6.5 kg,特殊面容,头发稀少,前囟门2.5 cm,双肺听诊(-),心率120次/分,胸骨左缘第3~4肋间有4/6~5/6级全收缩期粗糙杂音,四肢短小,有通贯掌,第5指短小且内弯。

2. 遗传咨询:具体如下。

(1)帮助患儿家属综合理解临床症状,与患儿家属一起绘制家族系谱图。

该患儿具有典型的21-三体综合征面容,包括眼距宽、低鼻梁、低耳位、张口吐舌和流涎多等,并伴有多系统的异常,如神经系统(全身肌张力低下)、骨骼系统(四肢短小和第5指短小且内弯)、心脏杂音等,参照21-三体综合征的临床表现,提示患儿为21-三体综合征的可能性大。询问家族史后,与患儿家属一起绘制三代系谱图(图4-3-2)。从系谱图看,该家系中仅先证者一人患病,考虑为散发性。

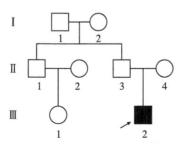

图4-3-2　患儿三代系谱图(箭头所指为患儿)

(2)明确该患儿的遗传学诊断:21-三体综合征有4种不同的核型,即21-三体型(标准型,核型为47,XX/XY,+21,约占患病人数的95%)、罗伯逊易位型(核型染色体总数为46,其中包含一条罗氏易位染色体,约占患病人数的4%)、嵌合体型(通常由正常的核型和21-三体的细胞株组成)、21-部分三体(21号染色体长臂部分三体型,较罕见)。不同核型的患者其遗传学诊断首选方法不同。目前,利用染色体显带技术进行核型分析是诊断21-三体综合征的"金标准"。对于嵌合体型患者,可加大外周血计数核型数目或采用基因芯片和/或CNV测序技术进行检测。由于该患儿症状典型,建议先采用外周血细胞G显带核型分析进行遗传学诊断,核型分析结果显示为47,XY,+21,因此可诊断为标准型21-三体综合征,如图4-3-3所示。

(3)患者家系的遗传咨询:几乎所有的标准型21-三体综合征都属于新发,孕妇年龄是高风险的重要因素,与父母核型无关。因此,标准型21-三体综合征患儿的父母可以不进行核型分析,但其21-三体综合征再发风险会明显升高,再次生育需要进行产前诊断。30%~40%的21-三体综合征患儿会合并先天性心脏病,且1/4合并有先天性心脏病的患儿会在出生的第一年内死亡。由于该患儿心脏听诊可闻及杂音,因此建议行心脏超声等检查,以明确心脏缺陷的类型和严重程度,并可去心内科等专科门诊进一步咨询。此外,21-三体综合征还可伴有听力损害、胃肠道畸形等,生活中多关注患儿的健康状况,如有任何方面的不适,应及时寻求专业医师的帮助,完成相应的检查。21-三体综合征患儿的生长发育可能都会迟于同龄儿童,并可表现为轻度到重度的智力低下,生活自理能力较弱。随着医疗水平和护理水平的提高,患儿一般可活到成年,但在生活上需要家人耐心的指导和不同程度的监护。

患儿家长可通过书籍和网络等途径了解21-三体综合征的相关知识,也可与当地唐氏综合征家长互助会和唐氏综合征家庭关爱协会联系,获取患儿早期干预、教育、康复、护理及就业等方面的帮助。

(4)21-三体综合征的临床治疗:目前尚无有效的治疗方法。患儿的寿命取决于有无严重的先天性心脏病、白血病和消化道畸形等。早期干预、定期体检、给予及时的药物或

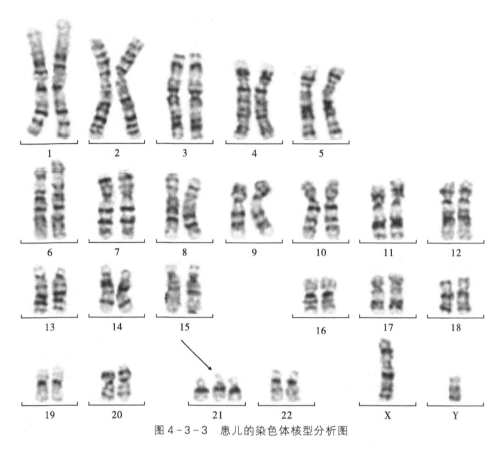

图 4 - 3 - 3　患儿的染色体核型分析图

外科对症治疗、良好的家庭环境和必要的康复训练等可以改善患儿的发育状况,提高患儿的生活质量,延长其寿命。

【实验结果】

该患儿可诊断为标准型 21 - 三体综合征。

【注意事项】

1. 在染色体病的遗传咨询过程中,应详细询问先证者的特征、生长发育史和先证者父母的生育史,重点关注特殊面容、智力和语言发育情况及性发育的相关体征等。

2. 几乎所有的染色体病暂无有效的治疗方法,临床上主要采取对症治疗来缓解患者的症状,提高其生活质量。

三、遗传咨询的相关伦理道德准则

【实验目的】

掌握遗传咨询的相关伦理道德准则。

【实验原理】

根据遗传咨询的特点和医学伦理学的要求,遗传咨询应遵循的基本原则包括尊重与平等原则、教育原则、信息公开原则、非指令的咨询原则、保护原则,关注咨询者的心理、社会和情感影响尺度。

遗传咨询遵从自愿原则,任何单位和个人都不能强制患者进行该服务,且不应过多考虑个人的知识水平和经济能力。每个人都应该得到为了预防、诊断和治疗某种遗传病相关的遗传咨询。在咨询过程中,不能向患者及其家属隐瞒任何与健康有关的事实。理想的遗传咨询应该是非指令性的,需要为咨询者提供准确、完整、价值中立的信息,使其能据此做出决定。在遗传咨询中,咨询师应关注咨询者及其家属的心理变化,尽量淡化个人责任,鼓励家庭共同承担,保护患者家庭的完整性。对所有患者相关的遗传资料应严格保密,不能泄露给其他机构和个人。

遗传咨询过程中涉及的一系列遗传学检查和遗传病治疗同样需遵循医学伦理的基本准则,即尊重、自愿、有利无害及公正、知情同意、风险评估及隐私保护原则。

【实验准备】

对象:不同类型的遗传咨询对象。

【实验内容与方法】

略。

【注意事项】

在实际临床工作中,遗传咨询有时并不是完美的,还需遗传咨询师根据当时情况采取适宜的措施,运用一定的沟通技巧来解决问题,完成遗传咨询。

【作业与思考题】

1. 实验报告:简述单基因遗传病及染色体病的遗传咨询流程。
2. 什么是单基因遗传病? 简述单基因遗传病的类型和遗传模式。
3. 简述染色体病的分类?
4. 遗传咨询的基本原则有哪些?

(李 翠)

实验四　临床遗传与优生咨询

我国出生缺陷发生率约为 5.6%,每年新增出生缺陷病例总数高达 90 万例。出生缺陷问题日益成为我国突出的公共卫生问题。出生缺陷不仅影响儿童的生命健康和生活质量,还对社会经济和人口素质有着很大的冲击。因此,国家为防治出生缺陷,建立了出生缺陷综合防治体系,提出了出生缺陷三级预防措施,成效显著。

出生缺陷三级预防包括一级预防(孕前预防)、二级预防(孕期产前筛查和产前诊断)、三级预防(新生儿疾病筛查)。其中,一级预防是关键,二级预防是核心,三级预防是补救。通过三级预防措施层层把关,以期能够降低出生缺陷发生率、提高人口素质。

本次实验将以 3 个典型临床病例的遗传咨询为例,展示出生缺陷三级预防在优生优育中的重要性。

一、遗传性耳聋基因携带者筛查与优生优育指导

【实验目的】

1. 掌握常染色体隐性遗传病携带者子代发病风险的预测方法。
2. 熟悉常染色体隐性遗传病携带者的遗传咨询流程。

【实验原理】

据统计,我国听力障碍的病例数高达 2780 万,每年约有 3 万名听力障碍儿童出生,其中遗传性耳聋者占 50%～60%。遗传性耳聋遗传异质性很高,可以由基因突变引起,也可以是环境因素导致,还可由遗传和环境因素共同作用引起。

遗传性耳聋包括非综合征型耳聋(约占遗传性耳聋的 70%)和综合征型耳聋(约占遗传性耳聋的 30%)。近年来,随着基因芯片和测序技术的广泛应用,越来越多的耳聋患者的分子病因得到明确,为后续的遗传咨询和产前诊断提供了理论依据,有效预防了耳聋的发生。下面将以临床典型病例的为例,展示遗传性耳聋相关的优生优育指导。

【实验准备】

材料:不同类型的临床案例。

【实验内容与方法】

1. 临床病例:患者,女,26 岁,因"孕前优生咨询"来门诊就诊。初步病史采集如下:

既往体健,查体无特殊。1个月前,患者来我院行孕前优生检查,其中耳聋基因芯片检测为 *GJB2*(c.235delC)杂合突变,听力正常,否认有耳聋家族史。

2. 遗传咨询:具体如下。

(1)帮助患者理解基因检测的结果:根据基因芯片结果提示,患者为 *GJB2*(c.235delC)杂合突变携带者,即患者本身虽携带基因突变,但不发病。

GJB2 是导致非综合征性耳聋最常见的突变基因。*GJB2* 相关耳聋多表现为双耳先天性重度、极重度感音神经性聋。若夫妇双方均为此基因突变的携带者,则子代可有25％的概率表现为耳聋。因此,应对其配偶进行 *GJB2* 基因检测。

(2)明确其配偶的基因检测结果:经与患者及其配偶沟通,在充分知情后,患者及其配偶选择进行耳聋相关基因芯片检测和 *GJB2* 基因一代测序。结果显示,其配偶也是为 *GJB2*(c.235delC)杂合突变携带者。

(3)遗传咨询与优生优育指导:*GJB2*(c.235delC)所致的耳聋遗传方式为常染色体隐性遗传,可按常染色体隐性遗传方式进行遗传咨询,即患者夫妇双方均为 *GJB2*(c.235delC)杂合突变携带者,他们生育子女的患病风险高达25％。由于 *GJB2* 突变所致的耳聋发病早、症状较重,因此本例家庭生育前应进行产前诊断或胚胎植入前诊断,以避免耳聋患儿的出生。对于该夫妇双方的亲属,也需进行 *GJB2* 基因检测,防止耳聋患儿的出生。

患者于3个月后自然怀孕,孕18周行羊水穿刺,对胎儿进行耳聋基因芯片和 *GJB2* 基因检测,发现其未携带 *GJB2*(c.235delC)突变基因,耳聋风险较低。目前孩子已出生,并顺利通过听力筛查。

(4)遗传性耳聋的临床治疗:*GJB2* 基因突变致病部位主要位于耳蜗,人工耳蜗植入效果良好。因此,对于 *GJB2* 基因突变所致的耳聋患者,应早发现、早治疗,避免由聋致哑。基因突变携带者由于不发病,因此无须给予耳聋方面的治疗。

【实验结果】

患者及其配偶可诊断为 *GJB2*(c.235delC)杂合突变携带者。

【注意事项】

在对其配偶和胎儿进行遗传学检测时,不能只验证 *GJB2* 致病变异,还需检测其他耳聋常见基因变异,否则可能会给家庭留下隐患。

二、遗传病的产前筛查与产前诊断

【实验目的】

1. 掌握遗传病产前筛查和产前诊断的定义。

2. 熟悉出生缺陷二级预防的流程。

【实验原理】

产前筛查和产前诊断是出生缺陷二级预防的主要手段。利用产前筛查和产前诊断相关技术对宫内严重异常的胎儿进行早期诊断,及时终止妊娠,可避免出生缺陷的发生,实现优生优育。

产前筛查指用比较经济、简单、无创的检测方法发现某些有先天性缺陷和遗传性疾病胎儿的高风险孕妇,以便进一步明确诊断。目前,产前筛查的方法主要包括血清学筛查、无创产前 DNA 检测(NIPT)和超声筛查。其中,血清学筛查是通过测定孕妇外周血中血清标志物,如甲胎蛋白(AFP)和游离 β - HCG 等生化指标,结合孕周、年龄等指标,对胎儿罹患 21 -三体综合征、18 -三体综合征和神经管缺陷进行风险评估,筛选出高风险孕妇。NIPT 的目标疾病为 21 -三体综合征、18 -三体综合征和 13 -三体综合征。产前诊断是指应用生物化学和遗传学等技术诊断胎儿是否有遗传缺陷和先天畸形,是预防患儿出生的有效手段。下面将以临床典型病例为例,展示遗传病产前筛查和诊断的流程及遗传咨询。

【实验准备】

材料:不同类型的临床病例。

【实验内容与方法】

1. 临床病例:孕妇,34 岁,因"停经 19 周,产前筛查高风险"来门诊就诊。初步病史采集如下:G3P1(孕 3 产 1),已育一子,9 岁,体健,自然流产一次。既往月经周期规则,孕早期超声提示胎儿发育与停经孕周相符;18 周超声检查提示双侧脉络丛囊肿,室间隔连续性中断,可见约 3.9 mm 缺损;NIPT 检测发现 18 -三体综合征高风险。

2. 遗传咨询:具体如下。

(1)分析产前筛查报告,建议进行产前诊断:孕妇 NIPT 结果提示 18 -三体综合征高风险,说明胎儿罹患 18 -三体综合征的风险较高。由于 NIPT 是筛查技术,不能据此判定胎儿一定是 18 -三体综合征,因此需要进一步行产前诊断以确诊。18 -三体综合征是由于基因组多出一条 18 号染色体所引起的,主要临床表征为生长发育迟缓、肌张力增高、特殊面容(上睑下垂、小眼球、低位耳、耳郭发育不全、小下颌等)、智力障碍、先天性心脏病、外生殖器畸形、特殊握拳姿势、摇椅形足底等。由于孕妇超声检查发现胎儿双侧脉络丛囊肿及室间隔缺损,因此建议孕妇尽早行羊水穿刺术,尽快得到遗传学诊断,确定胎儿否有遗传缺陷。

(2)分析产前诊断报告:孕妇于孕 20 周行羊水穿刺术,在充分知情的情况下,孕妇选择羊水细胞 G 显带核型分析和 CNV - seq 检测,结果均提示胎儿为 18 -三体综合征(图 4 - 4 - 1 和表 4 - 4 - 1),且核型类型是标准型 18 -三体,即核型为 47,XN,+18。

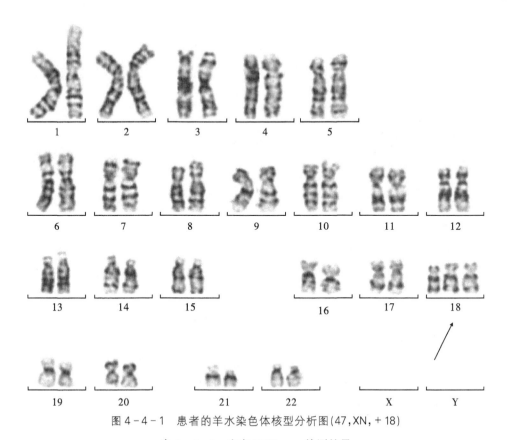

图 4-4-1 患者的羊水染色体核型分析图(47,XN,+18)

表 4-4-1 患者 CNV-seq 检测结果

检测结果(ISCN)	CNV 类型	片段大小	评级
seq[hg19]dup(18)(p11.32q23) chr18:g.1_78077248dup	重复	78.08 Mb	致病性

(3)遗传咨询与优生优育指导:羊水遗传学检测结果显示胎儿为标准型 18-三体综合征。18-三体综合征胎儿出生后普遍伴有多系统异常,包括心脏畸形、中枢神经系统畸形、消化道畸形和颜面四肢的异常等,且病死率较高,近 50% 的患儿平均寿命不超过 1 个月,寿命长于 1 年的患儿不到 1%,孕妇可与家人商议,酌情考虑是否放弃胎儿。

此外,几乎所有的标准型 18-三体综合征都属新发,与父母核型无关,多由受精卵形成过程中染色体不分离引起。因此,孕妇及其配偶虽可不用进行核型分析,但其母亲生育 18-三体综合征再发风险约为 1%,再次生育时需要进行产前诊断。

(4)随访追踪妊娠结局:孕妇于孕 23 周在外院引产,目前恢复良好;再次告知其存在再生育风险,若再次生育,需要进行产前诊断。

【实验结果】

孕妇产前诊断结果提示胎儿为 18-三体综合征。

【注意事项】

二级预防是出生缺陷三级预防的关键环节,而此阶段遗传咨询者为孕妇,应注意关注孕妇的心理变化,注意做好心理疏导。

三、新生儿疾病筛查与遗传咨询

【实验目的】

1. 掌握新生儿疾病筛查的内容。
2. 熟悉新生儿疾病的遗传咨询流程。

【实验原理】

新生儿疾病筛查是出生缺陷三级预防中的第三级预防,筛查内容主要包括先天性心脏病筛查、遗传代谢病筛查和听力筛查。新生儿遗传代谢病筛查是通过对出生后 48～72 h(哺乳 6～8 次及以上)的新生儿足跟采血,滴于专用滤纸片上,晾干后,送至新生儿筛查中心测定相关指标,筛查出高风险患儿,进行进一步准确诊断。新生儿疾病筛查可以使患儿在临床症状尚未出现而生化等指标已经改变的情况下,早诊断、早治疗,避免新生儿身体出现不可逆的损害。

新生儿疾病的遗传咨询主要包括诊断结果的解读、疾病的预后情况、诊疗计划及康复方案的选择等。对新生儿疾病筛查结果解读,可帮助患儿家长了解筛查结果的意义,帮助患儿制订合理的诊疗计划,对拟再次生育的家长进行孕期指导和产前诊断,助力优生优育,提高人口素质。下面将以典型临床病例为例,展示新生儿疾病筛查相关的遗传咨询过程。

【实验准备】

材料:不同类型的临床病例。

【实验内容与方法】

1. 临床病例:患儿,女,20 天,因"新生儿筛查血苯丙氨酸升高"来门诊就诊。初步病史采集如下:患儿是第一胎,足月顺产,出生体重为 3.2 kg。患儿出生时行新生儿疾病筛查发现血苯丙氨酸升高,后复查结果为血苯丙氨酸(Phe)为 578.23 μmol/L、酪氨酸(Tyr)为 51.53 μmol/L,Phe/Tyr 为 11.22。查体:精神反应可,毛发和皮肤颜色正常,汗液和尿液无异味,食欲佳,睡眠可,大小便正常。

2. 遗传咨询:具体如下。

(1)初步临床诊断及进一步实验室检查:患儿由于新生儿疾病筛查发现血苯丙氨酸

升高,复查后发现血苯丙氨酸为 578.23 μmol/L(正常浓度<120 μmol/L),Phe/Tyr 为 11.22(正常值<2.0),均明显高于参考范围,可诊断为高苯丙氨酸血症。

目前,高苯丙氨酸血症导致的苯丙酮尿症可分为两类:苯丙氨酸羟化酶缺乏症(PAH 缺乏症,由 *PAH* 基因突变导致,占苯丙酮尿症的 85%～90%)和辅酶四氢生物蝶呤缺乏症(BH4 缺乏症,占苯丙酮尿症的 10%～15%)。为明确病因,建议患儿进行尿蝶呤谱分析和 BH4 负荷试验,以验证是否存在 BH4 缺乏。若排除 BH4 缺乏症,再进一步进行 *PAH* 基因检测。为尽早得到诊断,患儿家属选择同时进行 BH4 负荷试验和 *PAH* 基因检测。

(2)明确遗传学诊断:尿蝶呤谱分析结果未见异常,BH4 负荷试验显示患儿血 Phe 浓度在服用 BH4 24 h 后下降小于 30%,可排除 BH4 缺乏症;*PAH* 基因检测显示患儿为 R243Q 纯合突变,确定患儿为 PAH 缺乏症。对其父母进行一代验证发现,其父母为 R243Q 杂合突变携带者。

(3)遗传咨询与优生优育指导:综合临床和实验室诊断,确定患儿为 PAH 缺乏症(苯丙酮尿症)。PAH 缺乏症的主要临床表现为智力发育落后、皮肤及毛发色浅、汗液和尿液有鼠臭味。新生儿期可无明显特殊临床症状,未进行治疗的患儿 4 个月左右逐渐表现出典型症状,且随着年龄的增长,患儿智力低下会更加明显,因此应早诊断,早治疗,避免智力低下的发生。

目前,对于 PAH 缺乏症的患儿,可给予低苯丙氨酸或无苯丙氨酸饮食治疗,建议给予无苯丙氨酸奶粉喂养,添加辅食后,应注意定期监测血 Phe 水平。由于每个患儿对苯丙氨酸耐受量不同,因此可根据患儿情况进行个体化治疗,即根据患儿具体情况调整饮食,治疗至少持续到青春期,提倡终生治疗。

该家系疾病遗传方式为常染色体隐性遗传。患儿的父母均为杂合突变携带者,后代遗传到父母双方致病突变位点的概率为 25%,即后代患病风险为 25%;仅遗传到父母一方的突变位点(杂合子携带者)的概率为 50%。患儿的母亲再次怀孕时,可通过产前诊断防止此病在家庭中重现;对于父母双方的亲属,可进行 *PAH* 基因检测,预防出生缺陷,防止智力低下的发生。

【实验结果】

患儿可诊断为 PAH 缺乏症,致病突变为 *PAH* 基因 R243Q 纯合突变。

【注意事项】

新生儿疾病相关的遗传咨询不仅需包括疾病的筛查、诊断、治疗和优生优育指导,还应建立定期及长期的随访计划,针对可能出现的情况,建议患者到相应科室进行咨询和检查。

【作业与思考题】

1. 实验报告:简述常染色体隐性遗传病携带者、苯丙酮尿症患者的遗传咨询流程以及出生缺陷二级预防的流程。

2. 女方的父母、姐姐听力正常，其姐姐已婚，已育一子，5岁，目前听力正常；男方为独生子，父母听力正常。夫妇双方的亲属进行 *GJB2* 基因检测，发现女方的妈妈、姐夫、外甥均为野生型，女方的爸爸、姐姐为 *GJB2* 基因杂合突变携带者，男方的妈妈和爸爸均为 *GJB2* 基因杂合突变携带者。据此，请画出此家系遗传性耳聋家系图谱。

3. 产前筛查和产前诊断的定义分别是什么？

4. 新生儿疾病筛查的内容有哪些？

（李　翠）

第五部分　综合实验

实验一　肿瘤与基因甲基化分析

【实验目的】

了解甲基化结合蛋白 MeCP2 通过与靶基因启动子区甲基化位点结合表观调控基因转录，进而促进胃癌进展。

【实验原理】

肿瘤表观遗传学是肿瘤学研究发展迅速的领域之一。随着表观遗传学的发展，人们普遍认为肿瘤是遗传学和表观遗传学共同作用的结果。肿瘤表观遗传学主要包括 DNA 甲基化、组蛋白修饰、非编码 RNA 和染色质重塑等几个方面，其中 DNA 甲基化是非常重要的一个方面。DNA 甲基化因其稳定性且易于定性或定量检测，故是早期发现癌症的一个重要诊断指标。甲基化是表观遗传改变的重要方式，在多种癌症中发现了异常的 DNA 甲基化。DNA 甲基化是指在 DNA 甲基化转移酶的催化作用下，在基因组 CpG 二核苷酸的胞嘧啶 5′C 位的共价键结合一个甲基基团。DNA 甲基化是基因表达调控、基因沉默和选择性基因剪接的重要机制之一，是癌基因激活和抑癌基因失活的重要原因之一。其机制如下：一是甲基化后的 DNA 不被某些转录因子识别，因此无法结合到该基因的启动子，从而引起转录抑制；二是甲基化后的 DNA 召集甲基化结合蛋白，使该基因的启动子区发生甲基化，进而引起目的基因转录失活。基因的甲基化和去甲基化是细胞生长、凋亡、分化、代谢等的重要程序，在肿瘤的发生、发展中存在这一程序的紊乱。由于基因的异常改变较早，因此对肿瘤基因甲基化和去甲基化的研究有助于早期发现并治疗肿瘤。

甲基化 CpG 结合蛋白 2（Methyl - CpG binding protein 2，MeCP2）属于甲基化 CpG 结合域（methyl - CpG - binding domain，MBD）蛋白家族，其成员还包括 MBD1、MBD2、MBD3 和 MBD4。MeCP2 最早被发现是神经系统发育异常性疾病 Rett 综合征的致病基因。MeCP2 是第一个被发现的 MBD 蛋白，是一种含量丰富的染色质结合蛋白，有 3 个主要的功能域，即 MBD 结合域、N 端转录抑制域（transcriptionrepression domain，TRD）

和 C 末端域(C - terminal domain,CTD)。MBD 首先与靶基因启动子区甲基化的 CpG 位点结合,然后招募不同的核转录调控因子,形成转录调控复合体。当 MeCP2 与 Sin3A 结合后,招募组蛋白去乙酰化酶(histone deacetylase,HDAC)诱导核小体中的 H3、H4 组蛋白去乙酰化,导致染色体压缩,引起该区域染色质三维构象发生改变,并介导转录抑制作用;而与转录因子 CREB1 结合,会募集转录辅激活因子,从而激活靶基因的转录。MBD 家族表达异常与神经系统以及免疫系统等疾病的发生和发展密切相关。研究表明,MeCP2 在乳腺癌、结直肠癌、口腔癌、子宫内膜癌、胰腺癌、前列腺癌、皮肤癌等肿瘤的发生和发展中发挥着重要的作用。MeCP2 可与 hMLH1、Hsp27、TFPI - 2、RASSF1A、mPer 1/mPer 2、Netrin - 4、P16INK4a 等下游靶基因启动子区甲基化的 CpG 位点结合,导致染色质三维结构改变,抑制其表达,进而通过调控细胞增殖、细胞周期、细胞凋亡、肿瘤转移以及肿瘤血管发生等促进肿瘤的发生和发展。因此,探索 MeCP2 在肿瘤中的表观调控分子网络机制将为肿瘤的诊断和治疗提供新的理论依据和视野。

【实验用物与试剂】

1. 实验仪器:DH5000A 电热恒温培养箱、电磁炉、微波炉、热循环 PCR 仪、CFX Connect 荧光定量 PCR 仪、ZYUPH - Ⅱ - 30L 超纯水器、BILON - 100 全自动雪花制冰机、4 ℃冰箱、－20 ℃冰箱、二氧化碳培养箱、台式恒温振荡器、洁净工作台、水平电泳槽、涡旋混合仪、凝胶成像系统、超声波破碎仪、细胞计数器、磁力架、旋转混合仪、倒置显微镜、低速离心机、多功能台式离心机、离心管、超级恒温水浴锅、PB - 10 pH 计、移液器、微型台式真空泵、干式恒温器、多模式酶标仪、流式细胞仪、超微量分光光度计、磁力搅拌器、蛋白电泳及转印系统、脱色摇床、倒置荧光显微镜。

2. 实验用物:细胞培养板、细胞培养皿、0.22 μm 滤器、Trans - well 小室。

3. 实验试剂:蛋白酶 K、10％乙基苯基聚乙二醇、Dynabeads Protein G、37％甲醛溶液、胆酸、酚-氯仿抽提液、10×加样缓冲液、琼脂糖、50×TAE、Hank's 液、CelRed 核酸染料、二硫苏糖醇、三羟甲基氨基甲烷盐酸盐(Tris - HCl,pH 7.4)、三羟甲基氨基甲烷盐酸盐(pH 8.0)、PBS 粉、氯化钠、DMEM 培养基、胎牛血清、100×青链霉素混合液、1000×支原体去除试剂、胰蛋白酶、乙二胺四乙酸、氯化钙、碳酸氢钠、细胞冻存液、JetPRIME® in Vitro DNA & siRNA Transfection Reagent、MTT、二甲基亚砜、无水乙醇、RNase A、碘化丙啶、Triton X - 100、Annexin V - FITC/PI 细胞凋亡检测试剂盒、多聚甲醛、结晶紫、甘油、胰蛋白胨、酵母粉、琼脂粉、氢氧化钠、氨苄霉素钠、卡那霉素、质粒提取试剂盒、Trizol、氯仿、异丙醇、焦碳酸二乙酯、Hifair® Ⅱ 1st Strand cDNA Synthesis SuperMix for qPCR、Hieff® qPCR SYBR® Green Master Mix、三羟甲基氨基甲烷、甘氨酸、十二烷基硫酸钠、甲醇、浓盐酸、脱脂奶粉、Tween－20、聚偏氟乙烯膜、丙烯酰胺、N,N－亚甲基双丙烯酰胺、过硫酸铵、四甲基乙二胺、蛋白酶抑制剂、100×Cocktail(EDTA - Free)、100×蛋白磷酸酶抑制剂混合物、苯甲基磺酰氟、RIPA 裂解液、5×蛋白示踪上样缓冲液、三色预染蛋白 Marker、萤火虫荧光素酶报告基因检测试剂盒。

【实验内容与方法】

1. 样本收集：本实验共收集胃癌、乳腺癌等患者的肿瘤组织和正常胃组织各110余例，根据临床病理资料（包括性别、年龄、组织学类型、发病部位等）进行分类。标本的收集均已征得患者的知情同意并签署书面同意书。将所获取的新鲜组织一部分置于−80 ℃保存，另一部分进行石蜡包埋储存。

2. Real−time PCR（qRT−PCR）：应用 Trizol 法提取各组织的总 RNA，测量 RNA浓度，再进行电泳，根据凝胶成像分析所提取 RNA 的质量，使用逆转录试剂盒，先将mRNA逆转录为 cDNA，再将产物置于−80℃冰箱中冻存备用；合成 MeCP2 相关基因和内参 β−Actin 等的 qRT−PCR 引物采用荧光实时定量 PCR 试剂盒进行 qRT−PCR，根据 $2^{-\triangle\triangle Ct}$ 法计算以上基因在胃癌和正常组织中 RNA 表达量的差异情况，分析在肿瘤中MeCP2 相关基因的表达相关性，以及 MeCP2 相关基因与肿瘤各个病理特征（包括年龄、性别、分化程度、TNM 分期、预后等）的相关性。

3. 免疫组化实验：将肿瘤患者正常组织及肿瘤组织分别做石蜡切片，采用免疫组化法检测 MeCP2 相关基因在两种组织中的表达情况，运用统计学方法分析相关基因在肿瘤组织与正常组织间是否存在相关性，并分析它们与临床病理常数的相关性，进一步探讨相关基因对肿瘤发生和发展的影响。

4. 免疫印迹实验：应用 RIPA 裂解液分别提取正常组织和肿瘤组织的蛋白质，在各组织中加入裂解液，进行超声破碎，振幅为 20％，超声 5 s，停 25 s，共计 5 min（在冰浴中完成）；于 4 ℃，12000 r/min 离心 15 min，小心吸取上清液，并移至预冷的新离心管中，于−80 ℃保存；用 BCA 法检测所提取的蛋白浓度，将蛋白样品与 5×加样缓冲液以体积比为 4∶1 混合制备上样液；制胶，分离胶（8％～12％），浓缩胶（5％），进行电泳，条件为80 V 电泳 30 min，待样品到达浓缩胶与分离胶的界面后，于 120 V 电泳 60～90 min，至溴酚蓝抵达分离胶底部；再以 250 mA 转印 2 h，转膜完成后，取出 NC 膜漂洗，加入封闭液脱脂奶粉，于室温条件下摇床 1 h；加入单克隆抗 MeCP2 相关基因和内参 β−Actin 一抗，于 4 ℃过夜；弃去一抗，加 HRP 标记的抗鼠或兔 IgG，于室温条件下温和摇动 1 h；弃去二抗，加入化学发光底物，放置于 Syngene G Box 凝胶成像仪的暗箱中拍照、分析。通常采用各目的蛋白与内参蛋白条带的光密度比值来表示目的蛋白的相对表达水平。检测MeCP2 相关基因蛋白在肿瘤和正常组织中的表达变化，分析它们与临床各个病理特征间的相关性。

5. MTT 实验：将两种或两种以上肿瘤细胞系调整细胞密度接种于 96 孔板，每孔细胞数为 3×10^3 个，按照分组处理细胞（沉默和过表达 MeCP2 以及其相关基因），每组设置5 个复孔，分别在处理细胞 24 h、48 h 和 72 h 时取出细胞，加入 10 μL（5 mg/mL）的MTT，于 37 ℃孵育 4 h 后，弃去培养基，在每孔中加入 150 μL DMSO，震荡 5 min，使甲瓒充分溶解，利用酶标仪检测 490 nm 处光密度 OD 值，分析不同时间、不同处理对胃癌细胞增殖能力的影响。

6. 集落实验：在肿瘤细胞转染 24 h 后将细胞消化，制备单细胞悬液，计数；将各处理组细胞分别按照 1000 个/孔种在新的 12 孔板中，置于 5% CO_2 中，于 37 ℃培养箱中培养；10～14 d 后，用 PBS 轻轻冲洗 2 遍，在超净台中风干；在每孔中加入 0.1% 的结晶紫 300 μL，于 37 ℃染色 30 min，再用 PBS 冲洗干净；使用凝胶成像仪拍照，观察克隆形成的大小及数目。

7. 细胞周期实验：转染细胞 24 h，收获细胞，先用 PBS 清洗 2 遍，再以 70% 冰乙醇固定过夜，用 PI 单染细胞，应用流式细胞仪检测细胞周期，分析不同处理对胃癌细胞周期的影响。

8. 细胞凋亡实验：将肿瘤细胞分别培养计数，种植于 6 孔板中(细胞数为 2×10^5 个/孔)；分组处理细胞，培养 48 h 后收集细胞，用 Annexin - V/PI 作为荧光探针双染细胞，再用流式细胞仪检测细胞凋亡情况，分析不同处理对胃癌细胞凋亡的影响。

9. 细胞划痕实验：先用马克笔在 6 孔板背后以直尺比着均匀划横线，每隔 0.5～1 cm 划一道，横穿过孔，每孔穿过 5 条线，在每孔中加入约 4×10^5 个细胞；第二天，用枪头比着直尺，尽量垂直于背后的横线划痕(注意枪头要垂直，不能倾斜)；用 PBS 洗细胞 3 次，去除划下的细胞，加入无血清培养基，于 37 ℃ 5% CO_2 培养箱中继续培养；分别于 0 h、6 h、12 h、24 h、48 h 取样，拍照。

10. 迁移与侵袭实验：将稳定转染后的细胞计数并接种于 Transwell 小室或平铺一层基质胶的小室中(上、下室之间滤膜孔径为 8 μm)；培养 48 h 后，以考马斯亮蓝染色，在显微镜下观察膜背面穿膜细胞数并拍照，用冰乙酸洗脱小室滤膜上的着色细胞，再用酶标仪检测 OD 值，判定细胞的迁移和侵袭能力。

11. 生物信息学分析：利用 TCGA 与 GTEx 数据库分析 MeCP2 相关基因在肿瘤中的表达变化、它们之间的相关性以及与临床病理特征的相关性，应用 UCSC Genome Browser 数据分析 MeCP2 在其下游靶基因启动子/增强子区存在的结合位点，同时在启动子结合位点发现可与 MeCP2 结合的甲基化 CpG 位点，利用 TCGA 数据分析这些 CpG 位点甲基化水平以及与其基因表达的相关性。

12. ChIP - seq：利用染色质免疫共沉淀(ChIP)与高通量测序相结合的技术(即 ChIP - seq)检测 MeCP2 结合的靶向基因的结合序列。在肿瘤细胞系正常生理状态下，采用甲醛将细胞内的 DNA 与 MeCP2 蛋白固定，形成蛋白-DNA 复合物，再用超声波将染色质打碎(片段化)，将一部分样品作为对照 Input 样品，剩余部分进行免疫共沉淀(称为 IP 样品)；用 MeCP2 的 ChIP 级特异性单克隆抗体与蛋白-DNA 复合物进行染色质免疫共沉淀，从而得到交联复合体；若利用磁珠富集抗体-蛋白-DNA 复合物，与 MeCP2 蛋白结合的 DNA 片段则被沉淀下来，再洗脱；用蛋白酶 K 消化抗体-蛋白-DNA 复合物(IP)以及蛋白-DNA 复合物(Input)，解交联后，分离 DNA 片段，最后进行纯化；再将 DNA 样本进行修饰、扩增，然后深度测序，进行生物信息学分析，从而确定 MeCP2 调控的靶基因。

13. mRNA - seq：将 si - MeCP2、si - Control、ov - MeCP2、ov - Control 分别转染肿瘤细胞系 24 h 后，提取 RNA，做 mRNA 芯片，分析 MeCP2 对基因转录组学的影响。

14. MeCP2 靶基因启动子区亚硫酸氢盐测序法(Bisulfite sequencing PCR,BSP - PCR):在生物信息学网站搜索 MeCP2 靶基因序列上游启动子区内 CpG 岛位点,用亚硫酸盐处理 DNA 样品,针对 CpG 位点设计 BSP - PCR 引物进行扩增,将 PCR 产物与 pMD19 - T 载体进行连接,把连接产物转化至 TOP10 感受态细胞,然后涂布于含 Amp 抗性的 LB 平板皿,每个平板挑 10 个单克隆送测序,检测扩增片段的甲基化水平。甲基化程度的计算公式为:甲基化指数(%)= M/(M+U)×100;M 和 U 分别为启动子区 CpG 岛甲基化和未甲基化的序列。

15. DNA 甲基转移酶抑制剂 5 - AZA - dC 对 MeCP2 靶基因表达的影响:以 $5×10^5$ 的细胞密度种植 24 孔板,24 h 后,分别以 5'- AZA - dC(5 μmol/L、10 μmol/L、20 μmol/L)以及含 1% DMSO 的 DMEM 培养基给细胞换液;24 h 后,将 5'- AZA - dC 处理组以普通 DMEM 培养基换液,继续培养 3 d;3 d 后,提取 RNA,用 qRT - PCR 检测 MeCP2 靶基因的表达变化。

16. 报告基因验证 MeCP2 对靶基因的靶向调控作用:构建 MeCP2 靶基因启动子区野生型与突变型载体,通过荧光素酶报告基因实验进行验证(方法略)。

17. ChIP - RT - PCR:ChIP 方法同前,分别用 MeCP2 的 ChIP 级单克隆抗体捕获其下游靶基因的增强子/启动子区 DNA 片段;运用 CRISPR/Cas9 技术敲除 RBBP 启动子区结合位点,分析 MeCP2 抗体的捕获;再转染 ov - MeCP2、MT - MeCP2(功能结构域突变)、tag - ov - MeCP2 等载体后,捕获 MeCP2 靶基因增强子/启动子区 DNA 片段,进行 RT - PCR,从而分析内源的、外源的 MeCP2 以及突变的 MeCP2 对 MeCP2 靶基因的靶向调控影响。

18. DNA - pull - down 技术:用探针标记野生型及突变型 MeCP2 启动子区序列,采用基因组 DNA 做模板,设计 MeCP2 启动子区特异性引物(P - F 和 P - R),经 PCR 扩增启动子片段,通过 TA 克隆至 PMD - 19T 载体中,构建成 MeCP2 启动子区野生型载体(MeCP2 - P - WT);结合 ChIP - Seq 结果及生物信息学分析 MeCP2 靶基因与 MeCP2 结合位点,通过重叠 PCR 法,构建 MeCP2 启动子区该结合位点敲除型载体(MeCP2 - P - MT);合成 5'端生物素(Biotin)标记的 P - F 引物,经 PCR 标记法,以上述两种克隆载体为模板,合成 MeCP2 野生型及突变型启动子区探针,经凝胶回收及纯化(形成探针-5'端生物素复合物)。提取口腔鳞状细胞癌细胞核蛋白:利用核蛋白提取试剂盒(NE - PER),分离核蛋白,合成探针-磁珠复合物,洗涤、预处理带有亲和素标记的磁珠(Dynabeads™- 280 Streptavidin)后,与探针 - 5'端生物素复合物共同孵育,形成探针 - 5'端生物素- Streptavidin -磁珠复合物(即探针-磁珠)。形成蛋白- DNA -磁珠复合物并检测:洗涤复合物后,与核蛋白共同孵育,此时探针-磁珠上 DNA 会与 DNA 结合蛋白结合,形成蛋白- DNA -磁珠复合物,再进行免疫印迹检测,经多次洗涤处理后,加入相应体积的 2× 上样缓冲液,煮沸后,以免疫印迹检测 Input(核蛋白提取液,阳性组)、MeCP2 - P - WT(实验组)、MeCP2 - P - MT(阴性组)中 MeCP2 蛋白,分析 MeCP2 靶基因对 MeCP2 的直接作用。

【实验结果】

1. MeCP2 通过与 FOXF1 启动子区甲基化的 CpG 岛结合，抑制 FOXF1 的表达，并进一步下调 Wnt5α/β - Catenin 信号通路，从而促进胃癌细胞增殖。同时，MeCP2 通过与 MYOD1 启动子区甲基化的 CpG 岛结合，抑制 MYOD1 的表达，继而抑制 Caspase - 3 信号通路，最终抑制胃癌细胞凋亡，如图 5 - 1 - 1(见彩图页)所示。

2. miR - 638 通过与 MeCP2 mRNA 的 3′- UTR 靶向结合抑制 MeCP2 的表达；MeCP2 通过与 GIT1 启动子区甲基化的 CpG 位点结合促进 GIT1 的表达，激活 MEK 将 1/2 - ERK1/2 信号通路，从而促进胃癌细胞增殖，如图 5 - 1 - 2(见彩图页)所示。

3. MeCP2 通过与 miR - 22 启动子区甲基化的 CpG 位点结合，抑制 miR - 22 的表达。miR - 22 通过靶向 MTHFD2 和 MTHFR 抑制 SAM 的合成，诱导 P16、P21、PTEN 和 RASSF1A 上调，从而抑制 GC 细胞的增殖。本研究提示，MeCP2 - miR - 22 - MTH-FD2 - MTHFR 轴可能是胃癌患者的治疗靶点，如图 5 - 1 - 3(见彩图页)所示。

4. *MeCP2* 是一种在乳腺癌中高度表达的致癌基因。MeCP2 通过结合 RPL11 和 RPL5 的启动子区域抑制 RPL11 和 RPL5 的转录，促进乳腺癌细胞增殖和细胞周期进展，并抑制细胞凋亡。RPL11 和 RPL5 蛋白表达的降低导致 RPL11/MDM2 和 RPL5/MDM2 复合物的减少，而自由体 MDM2 的增加促进泛素化介导的 P53 降解。我们的研究表明，MeCP2 在乳腺癌增殖中起着重要的作用，可能是一个有效的治疗靶点，如图 5 - 1 - 4(见彩图页)所示。

【注意事项】

1. 筛选甲基化结合蛋白相关基因在肿瘤中的研究课题时，首先要确定选定基因的生物学功能，如对肿瘤细胞增殖、周期、凋亡、迁移及侵袭等的显著影响，否则研究将无意义。

2. MeCP2 表观调控的靶基因的筛选是实验的关键，通过 ChIP - seq、mRNA - seq 结合生物信息学分析来共同确定靶基因，筛选的靶基因结合位点要在启动子区，并且该区域要有 CpG 位点或 CpG 位点岛，否则调控机制将无法阐述清楚。同时，通过公共数据库(TCGA)分析 MeCP2 与靶基因呈正相关或负相关来证明它们之间的调控关系。最后，通过 ChIP - qRT - PCR、报告基因、免疫印迹、qRT - PCR 等证明 MeCP2 对靶基因的正向或负向表观调控关系。

【作业与思考题】

1. 请设计一个与基因甲基化相关的课题。
2. 未来怎样去做一个系列性的研究课题，从而确立自己的研究方向。

(赵凌宇)

实验二　遗传性长 QT 综合征的分子诊断和相关研究的设计

【实验目的】

以问题引导式和翻转课堂的方式引导学生熟悉遗传病的分子诊断和相关研究。

【实验原理】

先天性心脏病简称先心病,是胚胎时期多种原因引起的心血管发育异常所导致的心脏血管形态和功能的异常。先心病是最常见的出生缺陷,占主要先天性畸形的1/3。遗传性长 QT 综合征(LQTS)属于先天性心脏病,是一种临床常见先天畸形,由编码心肌离子通道蛋白的基因突变导致的离子通道功能障碍引起。临床上以 QT 间期延长、QT - T 易变、多形性室速、尖端扭转性室速以及发作性晕厥、心脏性猝死为特征,是儿童和年轻人发生猝死和意外死亡的重要原因。

LQTS 是指具有心电图上 QT 间期延长,易产生室性心律失常尤其是尖端扭转性室速、晕厥和猝死的一组临床综合征,按病因可分为获得性 LQTS 和先天性 LQTS 两种类型。获得性 LQTS 通常与心肌局部缺血、心动过缓、电解质异常和应用某些药物有关。先天性 LQTS 有家族遗传性,分为两种形式:一种为常染色体隐性遗传,临床特征包括先天性神经性耳聋、QT 间期延长、恶性心律失常导致晕厥或猝死,称为 Jevell - Lange 综合征(JLNS);另一种是常染色体显性遗传,除无先天性耳聋外,其余特征与 JLNS 相似,称 Romano - Ward 综合征(RWS),在临床上比 JLNS 多见。LQTS 的标准治疗是抗肾上腺素能治疗,包括 β 受体阻断剂和/或左心交感神经切除术,对少数病例需要辅以起搏器或埋藏式心脏复律除颤器治疗。

迄今已经发现了 12 个 LQTS 相关基因,分别与 LQTS 不同亚型有关,它们分别是编码钾离子通道的 KCNQ1、KCNH2、KCNE1、KCNE2、KCNJ2、AKAp9 基因,编码钠离子通道的 SCN5A、ankyrin - B、CAV3、SCN4B、SNTA1 基因和编码钙离子通道的 CACNAIC基因。在分子遗传学上,JLNS 的基因缺陷为来自父母双方的 KCNQ1 或 KCNE1 等位基因均变异,在分子遗传学上将其分为 JLN1 和 JLN2,相应的基因分别是 KCNQ1 和 KCNE1。而 RWS 分为 12 种类型,即 LQT1～LQT12,它们的变异基因分别是 KCNQ1、KCNH2、SCN5A、ankyrin - B、KCNE1、KCNE2、KCNJ2、CACNAIC、CAV3、SCN4B、AKAP9 和 SNTA1。研究发现,LQT1、LQT2 和 LQT3 亚型在临床最为多见,其致病基因分别是 *KCNQ1*、*KCNH2* 和 *SCN5A*。

遗传病家系分析及分子诊断方法包括以下内容。

(1)收集家系资料。

(2)选择覆盖全基因多态性的遗传标记,对家系中成员进行基因扫描和分型。

(3)利用家系连锁分析、连锁不平衡分析等方法,分析遗传标记和疾病之间的关系,缩小致病基因的候选区域。

(4)利用基因组的图谱信息和序列信息在这一候选区域筛选候选编码基因,结合患者和正常人的样本在该候选区域的突变筛查,可锁定目标基因。

【实验准备】

材料:不同类型的临床病例。

【实验内容与方法】

病案:患儿,女,11 岁,因反复晕厥 3 年余入院。3 年前,患儿开始出现心情紧张时心慌,随即面色苍白、意识不清,1~2 min 后清醒,伴有乏力;之后又间断发作过 6 次,每次间隔数月至 1 年,均于情绪激动时发作。患儿平素体健,入院查体无明显异常。入院时,查心电图示窦性心律,P-P 规则出现,QT 间期 0.446 s,QTc 0.531 s;血、尿、粪常规未见异常;肾功能、电解质未见异常。家族史:患儿母亲曾有 2 次晕厥发作史,当时未进行检查;余家族成员无异常。家族系谱如图 5-2-1 所示。诊断:遗传性长 QT 综合征。治疗:口服心得安 5 mg,每天 2 次;倍他乐克 12.5 mg,每天 2 次;门冬氨酸钾镁 2 片,每天 2 次;静脉注射氯化钾、维生素 C、黄芪。治疗 2 周后,晕厥未再发生,遂出院,继续口服上述药物。

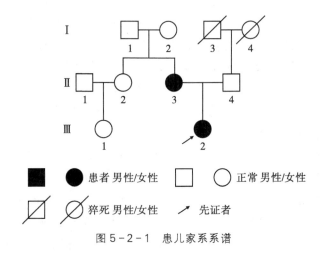

图 5-2-1 患儿家系系谱

预设问题:①请运用遗传学的手段和方法对这个病例及其系谱进行分析。②筛选可能的致病基因,列出确定致病基因的诊断方法。③如果你在该项研究中发现了一个新的突变,如何确定这个突变与疾病的发生具有相关性?请列出验证手段。

提前 1～2 周将病案和预设问题发给学生,让学生自由组合,进行广泛的文献调研,有问题时与教师直接讨论或通过电子邮件交流。经过 1～2 周的准备,每组学生就预设问题进行汇报、展示和讨论。最后,教师对问题进行梳理和回馈。

【作业与思考题】

1. 如何进行遗传病的家系分析?
2. 遗传病分子诊断的方法有哪些?

（侯 妮 汪鲁敏）

科学家名人故事

一、格雷戈尔·孟德尔——现代遗传学之父

格雷戈尔·孟德尔(1822—1884,以下简称"孟德尔"),生物学家,现代遗传学的创始人。

孟德尔出生于一个贫寒的农民家庭,父母亲都是园艺家。孟德尔从小就受到父母的熏陶,对植物的生长和开花非常感兴趣。1840年,孟德尔考入奥尔米茨大学哲学院,主攻古典哲学,同时还学习了数学。1843年,孟德尔因家贫而辍学,21岁的他进入了布隆城奥古斯汀修道院,在当地教会办的一所高级中学教授自然科学。由于他认真教课,因此很受学生欢迎。在1850年教师资格考试中,他因生物学和地质学知识过少而被教会派到维也纳大学深造,受到了系统和严格的科学教育和训练。在深造期间,孟德尔先后师从著名物理学家 C. Doppler、A. Ettinghausen 和植物生理学家 F. Unger。这三个人对孟德尔的科学思想产生了深远影响。

孟德尔开始进行豌豆实验时,达尔文进化论刚刚问世。他仔细研读了达尔文的著作,从中获取丰富的知识。保存至今的孟德尔遗物之中,就有好几本达尔文的著作,上面还留着孟德尔的手批,足见他对达尔文及其著作的关注。

1856年,孟德尔从维也纳大学回来后不久,便开始了长达8年的豌豆实验研究。他对豌豆的7对相对性状进行了研究,即茎的高度、豆荚的形状、豆荚的颜色、种子的形状、种子的颜色、花的位置、种皮的颜色。他从种子商那里弄来34个品种的豌豆,从中挑选出22个品种用于实验,还在修道院后面开垦出一块豌豆田,终日用木棍、树枝和绳子把四处蔓延的豌豆苗支撑起来,让它们保持"直立的姿势",他甚至还小心翼翼地驱赶传播花粉的蝴蝶和蜜蜂。

孟德尔通过人工培植这些豌豆,对不同代的豌豆的性状和数目进行了细致入微的观察、计数和分析。进行这样的实验需要极大的耐心和严谨的态度。他酷爱自己的研究工作,经常向前来参观的人指着豌豆十分自豪地说:"这些都是我的儿女!"

经过8个寒来暑往的辛勤劳作,孟德尔发现了生物遗传的基本规律,即孟德尔第一定律(孟德尔遗传分离规律)和孟德尔第二定律(基因自由组合规律)。

1866年,当孟德尔将豌豆杂交实验的研究结果整理成论文《植物杂交实验》发表后,他预见性地展示了不可见的"因子"在决定机体性状中的作用,这个不可见的因子就是我们现在熟知的基因。然而,这项开创性的工作未能引起当时学术界的重视,原因有三:一

是在孟德尔论文发表前(1859 年),达尔文的名著《物种起源》出版了,引起了科学界的兴趣,几乎全部的生物学家转向对生物进化的讨论,这一点对孟德尔论文的命运起了决定性的作用;二是当时的科学界缺乏理解孟德尔定律的思想基础,如孟德尔论文的表达方式是全新的,他把生物学和统计学、数学结合了起来,使得当时的博物学家很难理解论文的真正含义;三是有的权威专家由于偏见或不理解,把孟德尔的研究视为一般的杂交实验,和其他人做的没有多大差别。

　　直到 1900 年,来自荷兰的德弗里斯、德国的科伦斯和奥地利的切尔马克同时独立地"重新发现"孟德尔遗传定律,从此,遗传学进入了孟德尔时代。

　　事实上,孟德尔实验的成功是有一些关键要素存在的:一是正确选用了实验材料。豌豆是严格的闭花自花授粉植物,在花开前即完成了授粉过程,避免了外来花粉的干扰;其具有一些稳定的、容易区分的性状,所获实验结果可靠。二是应用了统计学方法分析实验结果。三是运用了从单因子到多因子的研究方法。对生物性状进行分析时,孟德尔开始只对 1 对性状的遗传情况进行研究,暂时忽略其他性状,明确一对性状的遗传情况后,再进行对 2 对、3 对甚至更多对性状的研究。四是合理地设计了实验程序,如设计测交实验来验证对性状分离的推测。

　　如今,孟德尔以"遗传学奠基者"的美誉受世人敬仰,而他有生之年时却只是一个默默无闻的修道士和业余科学家,其光辉的研究成果直到 20 世纪初才为世人所关注。

　　启示:任何一项科学研究成果的取得,不仅需要坚忍的意志和持之以恒的探索精神,还需要严谨求实的科学态度和正确的研究方法。

二、托马斯·亨特·摩尔根

　　托马斯·亨特·摩尔根(Thomas Hunt Morgan,1866—1945,以下简称"摩尔根"),美国进化生物学家、著名遗传学家和胚胎学家。

　　摩尔根于 1866 年出生在肯塔基州的列克辛敦。他曾开玩笑地说:"对于一位遗传学家,1865 年开始孕育是个好兆头。"因为正是这一年,孟德尔提出了遗传的基本定律,而摩尔根的生命就是从 1865 年开始的。摩尔根从小就对各种生物有着极大的兴趣,强烈的好奇心使他想弄清楚动物身体的构造。他的童年每天最重要的事便是拿着捕捉蝴蝶用的网,同小伙伴们一起四处采集蝴蝶标本,这使他的童年生活多姿多彩,充满了乐趣。

　　1880 年,14 岁的摩尔根进入肯塔基州立学院的预备科学习。在这所学院里,他遇到了影响他一生的优秀教师——克兰多尔教授。克兰多尔教授给了摩尔根很多正确指导。

　　1886 年,成绩优异的摩尔根获得了肯塔基州立大学当年唯一授予的理科学士学位,而且被选为毕业生代表做临别演讲。此后,摩尔根顺利进入了他的理想学府——约翰斯·霍普金斯大学深造,并于 1888 年获得了理学硕士学位和自然史教授资格,但摩尔根没有应聘,而是选择继续攻读博士学位。1890 年春,摩尔根完成《论海蜘蛛》的博士论文,获得约翰斯·霍普金斯大学博士学位。

1900年，就在孟德尔逝世16年后，其遗传学说才被人们重新发现。摩尔根一开始对孟德尔的学说和染色体理论表示怀疑，坚持"一切通过实验"原则的摩尔根依然在自己的实验室里忙碌着。

由于果蝇体型小、易于管理饲养、繁殖系数高、孵化快、染色体数目少、便于分析，因此摩尔根选用黑腹果蝇作为实验材料，以研究生物遗传性状中的突变现象。

1910年5月，摩尔根的妻子兼实验室的实验员在饲养的一群红眼野生果蝇中发现了一只白眼雄果蝇。不久，摩尔根把这只果蝇与另一只红眼雌果蝇进行交配，由于红眼是显性基因，因此子一代全是红眼果蝇；子一代自交，体内含有白眼基因的雌性红眼果蝇与支持的雄性红眼果蝇交配，子二代的结果完全是孟德尔式的，红眼和白眼果蝇的比例正好是3∶1，于是摩尔根对孟德尔更加佩服了。更为重要的是，摩尔根进一步观察发现，子二代的白眼果蝇全是雄性，摩尔根把这种白眼基因跟随X染色体遗传的现象叫作"连锁"。

摩尔根的学生发现了一种突变性状——果蝇的小翅基因，与白眼基因一样位于X染色体，但是当染色体配对时，这两个基因却并不总是连锁在一起。例如，携带白眼基因与小翅基因的果蝇，根据连锁原理，产生的下一代应该只有两种类型，要么是白眼小翅，要么是红眼正常翅，但是摩尔根却发现了一些白眼正常翅和红眼小翅的类型。因此，摩尔根提出，染色体上的基因连锁群并不像铁链一样牢靠，有时染色体也会发生断裂，甚至与另一条染色体互换部分基因。两个基因在染色体上的位置距离越远，染色体交换基因的频率就越大。白眼基因与小翅基因虽然同在一条染色体上，但相距较远，因此当染色体彼此互换部分基因时，果蝇产生的后代中就会出现新的类型，这就是"互换"定律。

"连锁与互换定律"是摩尔根在遗传学领域的一大贡献，它和孟德尔的分离定律、自由组合定律一道，被称为"遗传学三大定律"。

1933年的一天下午，摩尔根收到了一份电报，内容说的是正值诺贝尔一百周年诞辰之际，摩尔根由于对遗传的染色体理论的贡献而被授予"诺贝尔生理学或医学奖"。在得到奖金后，摩尔根执意将奖金一分为三，自己留下一份，两个实验室的学生每人一份。在摩尔根看来，荣誉和奖金应该属于大家。

启示：摩尔根的成就源于他的兴趣以及对科学的热爱，可见兴趣是人生最好的老师；无论做任何事，只要具有认真刻苦、持之以恒的精神，我们便能一点点接近成功。

三、徐道觉——"偶然"的发现与遗憾的染色体

徐道觉（1917—2003），美籍华裔生物学家，人类和哺乳动物细胞遗传学的开拓者，并有"哺乳动物细胞遗传学之父"之称。

1917年，徐道觉出生于浙江绍兴的一个小山村。1941年，毕业于浙江大学农学院植物病虫害系的徐道觉拜于谈家桢门下，攻读遗传学硕士研究生。徐道觉加入谈家桢的实验室后，不仅承担了到广西等地采集作为实验研究材料的瓢虫之任务，更重要的是能够

系统地阅读到谈家桢从美国带回来的所有遗传学实验研究的抽印本论文,从中了解到遗传学发展的最新动向,获取了许多的遗传学知识,逐步明确了自己为之奋斗的目标。

1948 年,谈家桢利用在美国做学术访问研究之便,为徐道觉争取到了赴美国德州大学帕特森实验室攻读博士学位的机会。1951 年,徐道觉顺利通过毕业论文答辩,取得博士学位后,来到位于加尔维斯顿(Galveston)的德州大学医学院,进入波米拉实验室接受人类和哺乳类组织培养的博士后训练。在最初的大约 6 个月时间内,他学会了如何建立人体组织细胞培养物、拍摄相差显微镜照片和缩时电影等技术。他也曾尝试着去观察人体组织细胞中的染色体,却发现它们总是挤成一堆,什么也分不清楚。研究进程的停顿,让他感到十分失望和沮丧。

然而,1952 年初的一天晚上,徐道觉照常到实验室去做研究。他在对几个来自人工流产的胎儿组织(皮肤和脾脏组织)培养物固定后,用苏木精染料染色,在放到显微镜下观察时,眼前的情景让他愣住了:在显微镜下的视野中,他清楚地看到了玻片标本上一些铺展得如此匀散的染色体。之后,徐道觉花了大约 3 个月的时间,尝试着去改变可能想到的每一种因素,结果还是什么事情也没有发生。直到 1952 年 4 月,当徐道觉把蒸馏水和平衡盐溶液相混合以降低渗透压时,在显微镜下,玻片标本中分散排列很开的染色体又重新出现在他的眼前。很明显,第一批呈现极美妙有丝分裂图像的人脾脏培养物在固定之前一定是意外地被低渗溶液漂洗过了,而唯一合乎逻辑的解释是有一位技术员在配制平衡盐溶液时读错了刻度,以致在完全不知情的情况下配成了低渗溶液。

1952 年,徐道觉在美国 *Journal of Heredity* 上发表了一篇题为《体外哺乳类染色体:人的核型》的论文。低渗溶液预处理技术的首次发现,使徐道觉清楚地意识到现在已经有了一种强有力的研究手段,可以使细胞膨胀,并使其中的染色体铺展开来。

利用低渗液处理染色体标本是人类细胞遗传学和脊椎动物细胞遗传学得以发展的一个重要转折,是染色体研究中不可缺少的一个环节。然而,由于当时担任德州大学校长的 T. S. Painte 是一位对果蝇遗传学做出过卓越贡献的学术权威,也是徐道觉极为尊重的细胞遗传学家之一,在 1923 年他发表的研究论文中,对人类染色体的数目得出了 $2n=48$ 的错误结论,一直充斥于所有的生物学著作乃至百科全书以及生物学教科书中。

本来可以成为世界上首位确认并发布人类染色体正确数目为 $2n=46$ 的遗传学家徐道觉,在身处德州大学和享有盛名的遗传学大师 T. S. Painte 的光环笼罩下,作为还在为生计发愁的年轻博士生,不敢轻易冒犯学术权威,直面显微镜下视野中清楚的"46",而是选择了对 T. S. Painte 关于人类染色体数目为 $2n=48$ 的沉默。对整个科学界来说,这无疑是一个不小的损失,而对他个人来说,实在是一个莫大的遗憾。

徐道觉与确证人类染色体数目为 46 条虽然失之交臂,但是他对人类染色体制片过程中采用低渗溶液预处理技术的发现,却直接导致三年后华裔遗传学家蒋有兴与瑞典学者 Levan 通过实验确认了人体的 46 条染色体,并毫不犹豫地于第二年公布了这一发现。

启示:在探寻真理的道路上,必须保持一种科学的怀疑精神;对权威需要尊重,但更需要科学的质疑,在科学权威与科学证据面前,科研工作者们应该坚定地选择科学证据,这样才不会与真理失之交臂。

四、杜传书——"蚕豆病"

杜传书(1929—2021),我国著名的医学遗传学家,医学遗传学的奠基人之一,一直致力于葡萄糖-6-磷酸脱氢酶缺乏症(G6PD缺乏症,即蚕豆病)的病因、发病机制、普查普防、分子诊断和早期防治工作的研究,为我国医学遗传学的发展和医药卫生事业做出了卓越贡献。

1955年,广东兴梅地区暴发了蚕豆病,患病人数达上千人。由于该病在当时还属于重大疑难病症,其病因、发病机制、遗传规律等均不清楚,因此病死率较高。在中山大学医学院任教的杜传书教授和其团队成员参加了广东省蚕豆病防治调研组,并去现场进行了广泛和深入的流行病学调查和临床研究,经过各方面的努力,终于使蚕豆病得到了控制。当时,有国外文献报道此病约三分之一是由花粉引起的,杜传书教授对此表示怀疑,他亲自带领团队在蚕豆开花和花落的那段时间驻守在田边,没有看到一例由花粉引起的病例,于是他提出了否定花粉致病的意见。之后,国外文献上很少见到花粉致病一说。杜传书教授经过艰苦卓绝的努力,于1961年证明了在广东一带流行的一种溶血性贫血就是G6PD缺乏症,开创了我国酶蛋白病和生化遗传学研究的新领域。

1980年,杜传书教授在实验设备非常简陋、实验条件十分困难的情况下,成功地鉴定了国内第一个G6PD变异型,即"黎族-白沙型",这一成果在国际上得到了学界的认可。

1982年,杜传书教授获得了国家自然科学基金委的资助,主持了"中国人红细胞G6PD缺乏症基因频率及其变异型研究"的大项目,并创立了一种检测G6PD活性的既快速简便又经济微量的新方法——四氮唑蓝定性定量法。此法在全世界得到了广泛认可和推广。

1990年,杜传书教授应用DNA测序技术在国内率先开展G6PD基因突变的研究。1991—1992年,杜传书教授与其他学者合作,采用分子遗传学的技术方法鉴定了中国人中存在的7种突变类型,并获得各型频率的数据,使我国的G6PD研究进入了分子水平,跨入国际先进行列。

杜传书教授组建了我国高等医学院校第一个"医学遗传学教研室",并带领他的教师团队投入了长达半个世纪的G6PD和其他细胞内酶缺乏病的研究,从深入基层的流行病学调查到疾病实验诊断方法的建立,直至基因学的研究。杜传书教授还非常重视科研成果的转化,坚持将科研成果向临床应用普及推广,将科研成果转化为社会生产力。

启示:我们应该树立正确的人生观和价值观,向老一辈医务工作者学习;在科研的道路上,应具备精益求精、实事求是、坚持不懈的科研态度,执着追求的敬业精神,超人的毅力以及对科研的热情;在临床工作中,要敢于提出问题,并通过不断研究来解决问题,最终将成果转化并服务于临床。

(雷 莉 肖 轩)

参考文献

[1] 左伋,顾鸣敏,张咸宁,等．医学遗传学[M].7 版．北京:人民卫生出版社,2018.

[2] WILLIAM S K MICHAEL R C,CHARLOTTE A S,et al. Concept of genetics[M]. 12th ed. New York:Pearson Education,Inc. ,2019.

[3] 彭凤兰,刘巧,胡正茂,等．医学遗传学[M].2 版．上海:上海科学技术出版社,2013.

[4] PETER D T,SIAN E. Elements of medical genetics[M]. 14th ed. Churchill Livingstone:Elsevier Ltd. ,2012.

[5] FADY M M. Chromosomal basis of inheritance[M]. Churchill Livingstone:Elsevier Ltd. ,2007.

[6] 陈竺,傅继梁,陆振虞,等．医学遗传学[M].北京:人民卫生出版社,2005.

[7] 王修海,单长民,杨康娟,等．医学遗传学实验指导[M].4 版．北京:科学出版社,2016.

[8] 周洲,程罗根．遗传学实验[M].北京:科学出版社,2013.

[9] 卢龙斗,常重杰．遗传学实验技术[M].北京:科学出版社,2007.

[10] 朱玉贤,李毅,郑晓峰．现代分子生物学[M].3 版．北京:高等教育出版社,2007.

[11] JOSEPH S, DAVID W R. 分子克隆实验指南[M].3 版．黄培堂,译．北京:科学出版社,2002.

[12] 冯作化．医学分子生物学[M].北京:人民卫生出版社,2001.

[13] 王进科．生物医学实验[M].北京:科学出版社,2013.

[14] JANITZ M. Next – Generation genome sequencing[M]. Weinheim:Wiley – VCH Verlag GmbH & Co. KGaA,2008.

[15] 马文丽．基因测序实验技术[M].北京:化学工业出版社,2012.

[16] MICHAEL R G, JOSEPH S. Molecular cloning:a laboratory manual[M].4th ed. New York:Cold Spring Harbor Laboratory Press,2012.

[17] 彭翠英,刘俊．医学遗传学实验[M].北京:科学出版社,2016.

[18] 郑伟娟．现代分子生物学实验[M].北京:高等教育出版社,2010.

[19] 邬玲仟,张学．医学遗传学[M].北京:人民卫生出版社,2016.

[20] 贺林．今日遗传咨询[M].北京:人民卫生出版社,2019.

[21] 顾学范．临床遗传代谢病[M].北京:人民卫生出版社,2015.

[22] 李铮．糖组学研究技术[M].北京:高等教育出版社,2015.

附 录

附录一 常用染色液的配制

一、Giemsa(吉姆萨)染液的配制

1. Giemsa 原液:取吉姆萨粉 1.0 g、甘油 66 mL、甲醇 66 mL,将吉姆萨粉放入研钵中,先加入少量甘油,研磨至无颗粒,然后再将剩余甘油倒入,搅拌均匀,放于 56 ℃温箱中保温 2 h 后,加入 66 mL 甲醇,充分混匀。将配制好的染液密封保存于棕色瓶内,2 周后使用效果更佳。

2. Giemsa 染液:Giemsa 原液:pH 6.8 磷酸缓冲液 = 1 : 9。

二、改良品红染液的配制

1. 原液 A:将 3 g 碱性品红溶于 100 mL 70%乙醇中(可长期保存)。

2. 原液 B:10 mL 原液 A + 90 mL 15%石炭酸(苯酚)水溶液(2 周内使用)。

3. 染液:55 mL 原液 B + 6 mL 冰醋酸 + 6 mL 甲醛(36%~40%)。

4. 改良品红染液:10 mL 染液 + 90 mL 45%醋酸 + 1 g 山梨醇。

三、硫堇染液(工作液)的配制

1. 干液(硫堇):取硫堇 1 g 或 2 g,溶于 100 mL 50%乙醇中,溶解后过滤备用。

2. 醋酸钠缓冲液:取醋酸钠·$3H_2O$ 9.7 g、巴比妥钠 14.7 g,溶于 500 mL 蒸馏水中。

3. 0.1 mol/L 盐酸。

将上述 3 种溶液按 40 : 28 : 32 的比例配成混合液,调节 pH 值为 5.7±0.2,即得硫堇工作液。

附录二　细胞遗传学实验常用溶液的配制

一、细胞生长培养液的配制

细胞生长培养液(RPMI-1640)	80%
新生牛血清	20%
青霉素	100 U/mL
链霉素	100 U/mL

二、0.25%胰蛋白酶的配制

称取 0.5 g 胰蛋白酶粉末,溶于 200 mL 生理盐水中,混匀后,使用无菌滤器过滤,分装。

三、磷酸盐缓冲液的配制

1. 25 ℃下,0.1 mol/L 磷酸钾缓冲液的配制:详见附录表1。

附录表1　0.1 mol/L 磷酸钾缓冲液的配制

pH 值	1 mol/L K_2HPO_4 /mL	1 mol/L KH_2PO_4 /mL
5.8	8.5	91.5
6.0	13.3	86.8
6.2	19.2	80.8
6.4	27.8	72.2
6.6	38.1	61.9
6.8	49.7	50.3
7.0	61.5	38.5
7.2	71.7	28.3
7.4	80.2	19.8
7.6	86.6	13.4
7.8	90.8	9.2
8.0	94.0	6.2

注:用蒸馏水将混合的两种 1 mol/L 贮存液稀释至 1000 mL。

2.25 ℃下,0.1 mol/L 磷酸钠缓冲液的配制:详见附录表2。

附录表 2　0.1 mol/L 磷酸钠缓冲液的配制

pH 值	1 mol/L Na_2HPO_4　/mL	1 mol/L NaH_2PO_4　/mL
5.8	7.9	92.1
6.0	12.0	88.0
6.2	17.8	82.2
6.4	25.5	74.5
6.6	35.2	64.8
6.8	46.3	53.7
7.0	57.7	42.3
7.2	68.4	31.6
7.4	77.4	22.6
7.6	84.5	15.5
7.8	89.6	10.4
8.0	93.2	6.8

注:用蒸馏水将混合的两种 1 mol/L 贮存液稀释至 1000 mL。

附录三 分子遗传学实验常用溶液的配制

一、pH 7.0 的 Mcllvaine 缓冲液的配制

将 16.47 mL 的 0.1 mol/L 枸橼酸溶液与 3.53 mL 的 0.2 mol/L 磷酸氢二钠均匀混合,即可得到 pH 7.0 的 Mcllvaine 缓冲液。

二、pH 6.5 Earle's 显带液的配制

称取 NaCl 6.8 g、KCl 0.4 g、$MgSO_4 \cdot 7H_2O$ 0.2 g、Glu 1.0 g、$NaH_2PO_4 \cdot H_2O$ 0.164 g、$Na_2HPO_4 \cdot 12H_2O$ 0.2 g、$CaCl_2$ 0.2 g、酚红 0.01 g,混匀,用 3% Na_2HPO_4 调 pH 值至 6.5。

三、100 μg/mL 秋水仙素的配制

称取 10 mg 秋水仙素,溶于 100 mL 生理盐水中,用 0.2 μm 无菌滤器进行过滤,备用。

四、2×SSC 的配制

称取 17.53 g NaCl 和 8.82 g 柠檬酸钠,加蒸馏水至 1000 mL(用 10 mol/L NaOH 调 pH 值至 7.0)。

五、TBS(0.05 mol/L pH 7.4)的配制

取 Tris(三羟甲基胺基甲烷)6.05 g、NaCl 8.75 g,加蒸馏水 750 mL,边搅拌边滴加浓 HCl,至 pH 值为 7.4,再加蒸馏水定容至 1000 mL。

六、蛋白酶 K 的配制

称取 20 mg 蛋白酶 K,溶于 1 mL 灭菌的双蒸水中,于 −20 ℃备用。

七、TE 缓冲液(pH 8.0)的配制

10 mmol/L Tris - HCl(含 1 mmol/L EDTA,pH 8.0),高压灭菌,于室温贮存。

八、$CaCl_2$ 溶液的配制

将 $CaCl_2$ 粉末溶于 1 L 去离子水中,使其终浓度为 100 mmol/L,高压灭菌。

九、LB 液体培养基的配制

取胰化蛋白胨 10 g、酵母提取物 5 g、氯化钠 5 g、氢氧化钠 0.2 mL 5 mol/L,加去离子水至 1 L。

十、IPTG 溶液(20%,m/V)的配制

将 2 g IPTG 溶解于 8 mL 去离子水中,制备成 20% 的 IPTG 溶液;再用去离子水定容至 10 mL,用 0.22 μm 过滤除菌,分装,每支 1 mL,于 -20 ℃储存。

十一、X - Gal 溶液(2%,m/V)的配制

将 X - Gal 以 20 mg/mL 的浓度溶解于二甲基甲酰胺中。该溶液需使用玻璃或聚丙烯材质的管子储存。装有 X - Gal 溶液的试管须用铝箔包裹以防因光照而被破坏,并储存于 -20 ℃。无须过滤除菌。

十二、含 Amp 的 LB 固体培养基的配制

将配好的 LB 固体培养基经高压灭菌后冷却至 60 ℃左右,加入 Amp 贮存液,使其终浓度为 50 μg/mL,摇匀后铺板。

十三、30% PAGE 母液的配制

称取 292 g 丙烯酰胺、8 g 甲叉丙烯酰胺,先用双蒸水将其溶解,再用双蒸水定容至 1 L。

十四、TBE 贮存缓冲液(5×TBE)的配制

称取 54 g Tris - Base、27.5 g 硼酸和 4.65 g 的 EDTA - Na_2,将 pH 值调至 8.0,用双蒸水定容至 1 L。使用时,将储存液稀释 10 倍即可。

附录四　彩　图

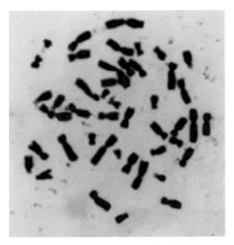

图 1-2-1　人类非显带染色体

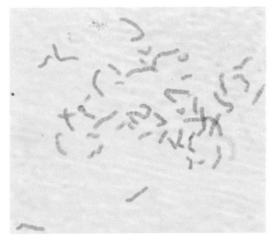

图 1-3-1　人类 G 显带染色体

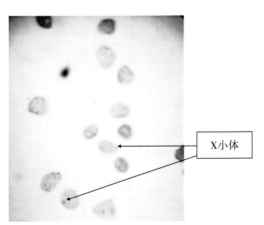

X小体

图 1-10-1　高倍镜下的 X 小体(10×40)

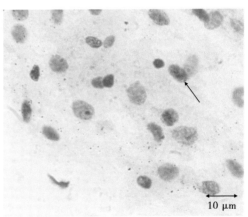

10 μm

图 1-10-2　高倍镜下的 X 小体(10×40)

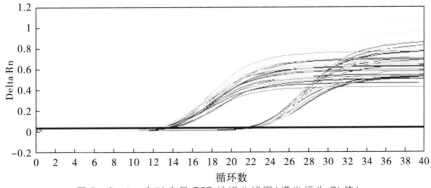

图 2-6-1　实时定量 PCR 扩增曲线图(横坐标为 Ct 值)

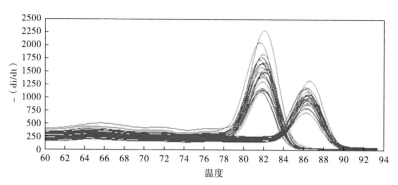

图 2-6-2 溶解曲线(峰值对应的横坐标值即为 Tₘ值)

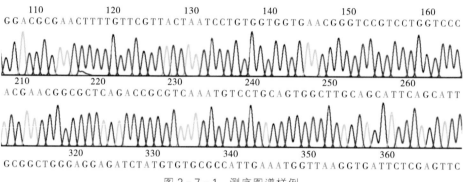

图 2-7-1 测序图谱样例

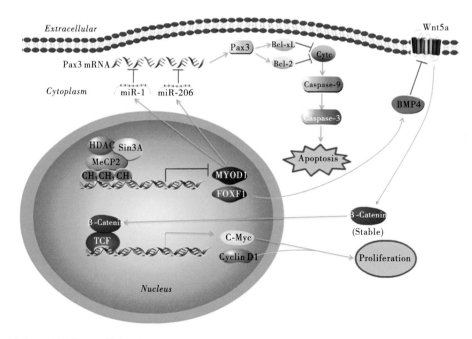

MeCP2—甲基化 CpG 结合蛋白 2;HDAC—组蛋白去乙酰化酶;Sin3A—SIN3 转录调控蛋白家族成员 A；

MYOD1—成肌细胞决定基因 1;FOXF1—叉头蛋白 F1;BMP4—骨形成蛋白 4;TCF—转录因子；

Proliferation—增殖;Apoptosis—凋亡;Extracellular—细胞外;Cytoplasm—细胞质;Nucleus—细胞核。

图 5-1-1 MeCP2 对胃癌进展影响的模型

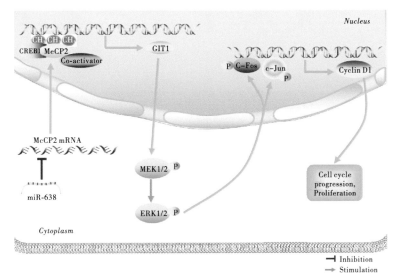

MeCP2—甲基化 CpG 结合蛋白 2;CREB1—CAMP 响应元件结合蛋白 1;Co‐activator—辅助激活因子;
CH3—甲基;GIT1—G 蛋白偶联受体激酶相互作用蛋白;MEK1/2—重组人丝裂原活化激酶 1/2;ERK1/2—
细胞外信号调节激酶 1/2;Cell cycle progression—细胞周期进程;Cytoplasm—细胞质;
Nucleus—细胞核;Inhibition—抑制;Stimulation—激活。

图 5‐1‐2　miR‐638 介导的 MeCP2 影响胃癌进展的模型

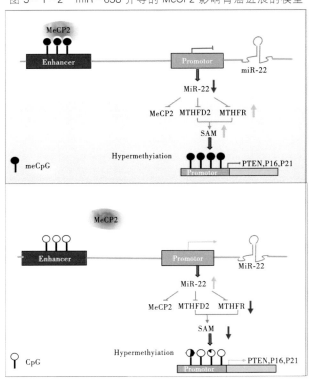

MeCP2—甲基化 CpG 结合蛋白 2;Enhancer—增强子;Promotor—启动子;^{me}CpG—甲基化 CpG;MTHFD2—
亚甲基四氢叶酸脱氢酶 2;MTHFR—亚甲基四氢叶酸还原酶;Hypermethylation—超甲基化。

图 5‐1‐3　MeCP2 通过调控 miR‐22 转录影响胃癌细胞增殖的模型

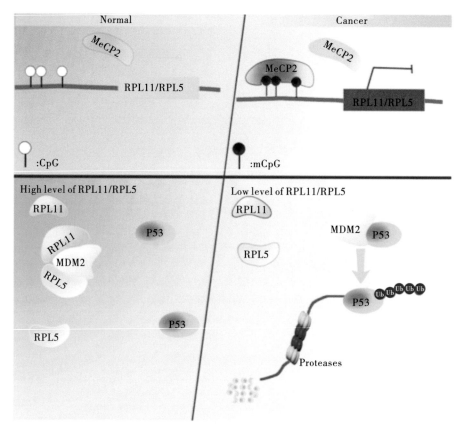

MeCP2—甲基化 CpG 结合蛋白 2；Normal—正常；Cancer—肿瘤；mCpG—甲基化 CpG；RPL5—
核糖体蛋白 L5；RPL11—核糖体蛋白 L11；MDM2—双微体同源基因 2；Proteases—蛋白酶。

图 5-1-4　MeCP2 通过与 RPL11 或 RPL5 启动子区结合并抑制其表达影响乳腺癌生长的模型